简明
妇科内分泌
诊疗手册

王绍海　郑睿敏　主编

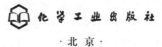
化学工业出版社

·北京·

内容简介

本书简明扼要地介绍了妇科内分泌生理，各种常见妇科内分泌疾病的诊断和治疗，以及妇科内分泌常用检查方法及结果分析、常用药物等内容，将临床实用性内容进行了归纳总结，将知识点条目化。本书内容丰富、易查实用，适合妇产科医师、基层医师、实习医师在工作中随时查阅参考。

图书在版编目（CIP）数据

简明妇科内分泌诊疗手册/王绍海，郑睿敏主编
. — 北京：化学工业出版社，2023.6
ISBN 978-7-122-43261-2

Ⅰ.①简⋯　Ⅱ.①王⋯②郑⋯　Ⅲ.①妇科病-内分泌病-诊疗-手册　Ⅳ.①R711-62

中国国家版本馆 CIP 数据核字（2023）第 062194 号

责任编辑：邱飞婵		文字编辑：李　平	
责任校对：李　爽		装帧设计：关　飞	

出版发行　化学工业出版社
　　　　　（北京市东城区青年湖南街 13 号　邮政编码 100011）
印　　装　大厂聚鑫印刷有限责任公司
787mm×1092mm　1/32　印张 6¾　字数 127 千字
2023 年 11 月北京第 1 版第 1 次印刷

购书咨询：010-64518888　　售后服务：010-64518899
网　　址：http://www.cip.com.cn
凡购买本书，如有缺损质量问题，本社销售中心负责调换。

定　　价：45.00 元　　　　　　版权所有　违者必究

编写人员名单

主　编　王绍海　郑睿敏

副主编　陈　瑛　宁魏青

编　者（以姓氏笔画为序）

王绍海
（华中科技大学同济医学院附属协和医院）

王晓玲
（华中科技大学同济医学院附属协和医院）

包克勇
（华中科技大学同济医学院附属协和医院）

宁魏青
（江苏省妇幼保健院）

陈　瑛
（首都医科大学附属北京天坛医院）

郑睿敏
（中国疾病预防控制中心妇幼保健中心）

柳　杨
（华中科技大学同济医学院附属协和医院）

前　言

　　妇科内分泌疾病关系着众多女性朋友的身心健康。妇科内分泌知识涉及面较广，内容复杂，是妇产科学中比较专业的一个分支。妇科内分泌疾病又是每一位妇产科医师经常面临的常见、多发问题，在临床诊治妇科内分泌疾病时，一本简明扼要介绍妇科内分泌核心知识的图书，作为随身携带翻阅的手册，对于妇科内分泌医师而言具有重要的帮助作用。

　　《简明妇科内分泌诊疗手册》针对广大妇产科医生的需求，本着实用、简明的原则，从基础知识、基本技能角度出发，围绕妇科内分泌常见疾病和重点知识分别进行阐述，不仅包括经典理论，更涵盖了最新诊疗进展；同时对与妇科内分泌相关的生育与肿瘤知识进行了解读，力争做到和其他妇科亚专业融会贯通。

　　由于时间和学识有限，编写过程中难免存在不足之处，敬请广大读者批评指正。

编者

2023 年 8 月

目 录

第一章

妇科内分泌生理

一、女性生殖系统发生和发育

女性生殖系统包括内、外生殖器及其相关组织。外生殖器包括阴阜、大阴唇、小阴唇、阴蒂和阴道前庭；内生殖器位于真骨盆内，包括阴道、子宫、输卵管和卵巢。

配子在受精时染色体决定性别，胚胎期8周左右女性生殖系统开始分化。女性生殖系统发生过程包括生殖腺的发生、生殖管道的发生和外生殖器的发生。

1. 生殖腺的发生

在胚胎第4~6周末，原始生殖细胞沿肠系膜迁移至尿生殖嵴并被性索包围，形成原始生殖腺。原始生殖腺向睾丸或卵巢分化取决于有无睾丸决定因子。目前认为，Y染色体短臂性别决定区可能是睾丸决定因子所在的部位。若无睾丸决定因子，在胚胎第8周时，原始生殖腺即分化为卵巢，故卵巢及其生殖细胞发育和形成不是由于两条X染色体存在，而是缺乏Y染色体短臂性别决定区基因所致。

2. 生殖管道的发生

尿生殖嵴外侧的中肾有两对纵形管道：一对为中肾管，为男性生殖管道始基；另一对为中肾旁管，为女性生殖管道始基。若生殖腺发育为卵巢，中肾管退化，两侧中肾旁管头段形成两侧输卵管，两侧中段和尾段开始并合，构成子宫及阴道上段。初并合时保持有中隔分为两个腔，约在胎儿 12 周末中隔消失，成为单一内腔。中肾旁管最尾端与尿生殖窦相连，并同时分裂增殖，形成一实质圆柱状体，称为阴道板。随后阴道板由上向下穿通形成阴道腔。阴道腔与尿生殖窦之间有一层薄膜为处女膜。

3. 外生殖器的发生

尿生殖窦两侧隆起为尿生殖褶，褶的前方左右相会合呈结节形隆起，称为生殖结节。以后长大称为初阴；褶外侧隆起为左右阴唇阴囊隆起。若生殖腺为卵巢，约在第 12 周末生殖结节发育成阴蒂，两侧尿生殖褶不合并，形成小阴唇，左右阴唇阴囊隆起发育成大阴唇。尿生殖沟扩展，参与形成阴道前庭。

女性内外生殖器的发育不需要卵巢或其他激素。即使没有性腺，生殖器也发育为女性生殖器。到达青春发育期，女性在雌激素作用下，乳房发育，皮下脂肪堆积（尤其在臀部和大腿），女性外生殖器发育，月经来潮。

二、月经形成和调节

月经，指伴随卵巢周期性排卵而出现的子宫内膜周期性脱落及出血。规律月经的出现是生殖功能成熟的标志之一。月经初潮年龄多在 13～14 岁，可早至 11～12 岁。月经的成分主要是血液、子宫内膜组织碎片和各种活性酶及生物因子，其中纤维蛋白溶解酶使月经血呈液态，不易凝固。月经周期是由下丘脑、垂体和卵巢三者生殖激素之间的相互作用来调节的，在月经周期中出现下列的变化过程。

（1）女性到了青春期后，在下丘脑促性腺激素释放激素（GnRH）的控制下，垂体分泌卵泡刺激素（FSH）和黄体生成素（LH），促使卵巢内卵泡发育成熟，并开始分泌雌激素。在雌激素的作用下，子宫内膜发生增生性变化。

（2）卵泡渐趋成熟，雌激素的分泌也逐渐增加，当达到一定浓度时，又通过对下丘脑-垂体的正反馈作用，促进腺垂体增加促性腺激素（Gn）的分泌，且以增加 LH 分泌更为明显，形成 LH 释放高峰，引起成熟的卵泡排卵。

（3）在 LH 的作用下，排卵后的卵泡形成黄体，并分泌雌激素和孕激素。此期子宫内膜（主要在孕激素的作用下）加速生长且功能分化，转变为分泌期内膜。

（4）由于黄体分泌大量雌激素和孕激素，血中这两种激素浓度增加，通过负反馈作用抑制下丘脑和垂体，使垂体分泌的 FSH 和 LH 减少，黄体随之萎缩，因而孕激素和雌激素也迅速减少，子宫内膜骤然失去这两种性激素的支持，发生撤退性出血，内膜脱落而形成月经。严格说，伴随着这种出血，卵巢内应有卵泡成熟、排卵和黄体形成的变化，子宫内膜有从增生期到分泌期的变化，但是在临床上常有不经过排卵而有子宫出血的现象，叫作无排卵月经。

三、女性激素的结构、合成和释放

女性激素是由卵巢合成及分泌的性激素，主要有雌激素、孕激素和少量雄激素，均为甾体激素。甾体激素属于类固醇激素，类固醇激素的基本化学结构为环戊烷多氢菲。

卵巢组织有直接摄取胆固醇合成性激素的酶系。由胆固醇裂解形成的孕烯醇酮是合成所有甾体激素的前体物质。孕烯醇酮合成雄烯二酮有 Δ^4 和 Δ^5 两条途径。卵巢在排卵前以 Δ^5 途径合成雌激素，排卵后可以通过 Δ^4 和 Δ^5 两条途径合成雌激素。孕酮通过 Δ^4 途径合成。性激素的生物合成途径示意见图 1-1。

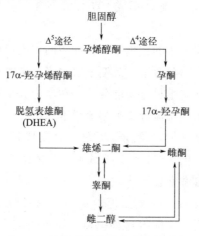

图 1-1　性激素的生物合成途径示意

雌激素的合成是在 LH 和 FSH 的作用下，由卵泡膜细胞和颗粒细胞共同完成的。卵泡膜细胞上有 LH 受体，LH 与 LH 受体结合后，使卵泡膜细胞内的胆固醇转化为睾酮和雄烯二酮，睾酮和雄烯二酮透过基底膜从卵泡膜细胞进入颗粒细胞内。颗粒细胞上有 FSH 受体，FSH 与 FSH 受体结合后激活颗粒细胞内的芳香化酶活性，将睾酮和雄烯二酮分别转化为雌二醇和雌酮。

孕激素的合成是在 LH 排卵峰发生时，排卵前卵泡的颗粒细胞黄素化，激活胆固醇侧链裂解酶、17-α 羟化酶等，使胆固醇转化为孕酮，开始分泌少量孕酮。排卵后，由于血管侵入颗粒细胞层，使黄体颗粒细胞内合成孕酮的胆固醇增加而使孕酮逐渐增加，并得以释放到血液循环中。

女性的雄激素主要来自肾上腺和卵巢。女性的雄激素主要为睾酮和雄烯二酮，由卵巢的卵泡膜和卵巢间质合成。排卵前在 LH 峰作用下，卵巢合成雄激素增多。

第二章

性早熟

一、概述

性发育启动年龄显著提前者（较正常儿童平均年龄提前 2 个标准差以上），即为性早熟（precocious puberty）。一般认为女孩在 8 岁以前出现性发育征象者，如乳房发育、生长加速、阴毛出现或 10 岁前月经来潮等，临床可判断为性早熟。

青春期性发育遵循一定的规律性、顺序性、脉冲性及节律性。女孩青春期发育顺序为：乳房发育—阴毛—外生殖器的改变—月经来潮—腋毛。整个过程需 1.5～6 年，平均 4 年。在乳房开始发育 1 年后，身高会急骤增长。在生长高峰出现后约 6 个月，通常会出现月经初潮。

性早熟的病因很多，可按下丘脑-垂体-性腺轴功能是否提前发动分为两类：中枢性性早熟和外周性性早熟。

1. 中枢性性早熟

中枢性性早熟（central precocious puberty，CPP）

为真性性早熟，是由于下丘脑-垂体-性腺轴功能过早启动，GnRH 脉冲分泌，患儿除有第二性征的发育外，还有卵巢的发育。性发育的过程与正常青春期发育的顺序一致，只是年龄提前。主要包括特发性性早熟和继发于中枢神经系统的器质性病变。

（1）特发性性早熟（idiopathic precocious puberty，IPP） 又称体质性性早熟，是下丘脑对性激素的负反馈的敏感性下降，使 GnRH 过早分泌所致。临床最为多见，约占女孩 CPP 的 80% 以上。

（2）继发性性早熟 多见于中枢神经系统异常，包括：①肿瘤或占位性病变，如下丘脑错构瘤、囊肿、肉芽肿；②中枢神经系统感染；③获得性损伤，如外伤、术后、放疗或化疗；④先天发育异常，如脑积水、视中隔发育不全等。

（3）其他疾病 如原发性甲状腺功能减退症等。

2. 外周性性早熟

外周性性早熟（peripheral precocious puberty，PPP）亦称假性性早熟，是非受控于下丘脑-垂体-性腺轴功能所引起的性早熟，有第二性征发育，有性激素水平升高，但下丘脑-垂体-性腺轴不成熟，无性腺的发育。多为卵巢或肾上腺肿瘤所致。

（1）性腺肿瘤 卵巢颗粒细胞-卵泡膜细胞瘤、黄体瘤、睾丸间质细胞瘤、畸胎瘤等。

（2）肾上腺疾病 肾上腺皮质肿瘤、先天性肾上腺皮质增生症等。

（3）外源性 如含雌激素类物质的药物、食物、化妆品等。

（4）其他 如 McCune-Albright 综合征（MAS），是一种先天性全身性多发性骨纤维性发育不良疾病。

3. 部分性性早熟

部分性性早熟表现为单纯性乳房早发育、单纯性阴毛早发育、单纯性早初潮等。

二、诊断

1. 临床表现

（1）初潮提前 性早熟幼女多于 7～8 岁出现月经初潮。

（2）乳房过早发育 乳房发育初现多发生在 1～3 岁，乳房发育初现后可停止发育，而多数患儿乳腺继续增大，甚至形成巨大乳房。

（3）阴毛早现 即于 4～8 岁出现阴毛和腋毛，与肾上腺脱氢表雄酮（DHEA）和硫酸脱氢表雄酮（DHEAS）分泌增加有关。

（4）生长加速 患儿出现青春期前生长加速，身高和体重明显高于同龄儿。青春期后，由于骨骺受性激素影响而过早闭合，最终身高往往低于同龄儿。

（5）内、外生殖器的发育 伴随生理发育，患儿精神性心理和性行为也出现相应的变化，或感到羞怯和压抑，或表现为行为亢奋，甚至出现早恋、性行为和妊娠等。

2. 实验室检查

（1）血浆 FSH、LH 测定 测定特发性性早熟患儿血浆 FSH、LH 基础值可高于正常，常常不易判断，需借助 GnRH 刺激试验，亦称黄体生成素释放激素（LHRH）刺激试验。一般采用静脉注射 GnRH，按 $2.5\mu g/kg$（最大剂量$\leqslant 100\mu g$），于注射前（基础值）和注射后 30min、60min、90min 分别采血测定血清 LH 和 FSH，也可以仅在 0、60min 两个时间点采血并测定 LH、FSH。当 LH 峰值$>5U/L$、LH/FSH 峰值>0.6 时，可以认为其性腺轴功能已经启动。

（2）骨龄测定　根据手和腕部 X 线片评定骨龄，判断骨骼发育是否超前。性早熟患儿一般骨龄超过实际年龄。

（3）B 超检查　选择经腹部或经直肠 B 超检查患儿卵巢、子宫的发育情况。若显示卵巢内可见多个$\geqslant 4mm$ 的卵泡，则为性早熟；若发现单个直径$>9mm$ 的卵泡，则多为囊肿。

（4）CT 或 MRI 检查　怀疑颅内肿瘤或肾上腺疾病所致者，应进行头颅或腹部 CT 或 MRI 检查。

（5）其他检查　根据患儿的临床表现可进一步选择其他检查，如怀疑甲状腺功能减退可测定 T_3、T_4、TSH；性腺肿瘤患儿，睾酮和雌二醇浓度增高；先天性肾上腺皮质增生症患儿，血 17-羟孕酮（17-OHP）和尿 17-酮类固醇（17-KS）明显增高。

3. 鉴别诊断

首先，需要详细询问病史，进行全面的体格检查及必要的实验室检查。如果没有特别的原因，可诊断为女性特发性性早熟，除了需排除中枢神经系统肿瘤外，还要与下列疾病鉴别。

(1) 单纯乳房早发育　是女孩不完全性性早熟的表现。起病年龄小，常小于 2 岁，乳腺仅轻度发育，且常呈现周期性变化。这类患儿不伴有生长加速和骨骼发育提前，不伴有阴道流血。血清雌二醇和 FSH 基础值常轻度增高，GnRH 刺激试验中 FSH 峰值明显增高。由于部分患者可逐步演变为真性性早熟，故对此类患儿应注意随访。

(2) McCune-Albright 综合征（MAS）　是由体细胞内 G 蛋白偶联受体刺激型 α 亚单位的编码基因（GNAS）发生突变所致。多发生于女性，患儿除性早熟征象外，尚伴有皮肤咖啡色素斑和骨纤维发育不良，偶见卵巢囊肿。少数患儿可能伴有甲状腺功能亢进症或库欣综合征。其性发育过程与特发性性早熟不同，常先有阴道流血，而后有乳房发育等其他性征出现。患病女孩阴道流血开始时间为 3 岁左右，也有早至 4 个月出现阴道流血的。

(3) 原发性甲状腺功能减退症伴性早熟　仅见于少数未经治疗的原发性甲状腺功能减退症。其发病机制可能与下丘脑-垂体-性腺轴调节紊乱有关。甲状腺功能减退时，下丘脑分泌促甲状腺激素释放激素（TRH）增加，由于分泌促甲状腺素（TSH）的细胞与分泌催乳素（PRL）、LH、FSH 的细胞具有同源性，TRH 不仅促进垂体分泌 TSH 增多，同时也促进 PRL 和 LH、FSH 分泌。临床除甲状腺功能减退症状外，同时出现性早熟的表现，如女孩出现乳房增大、泌乳和阴道流血等，由于 TRH 不影响肾上腺皮质功能，故患儿不出现或极少出现阴毛或腋毛发育。早期给予甲状腺素替代治疗而使甲状腺功能减退症状缓解或控制后，性早熟症状即逐渐消失。

三、治疗

性早熟治疗依病因而定，中枢性性早熟的治疗目的：①抑制或减慢性发育，特别是阻止女孩月经来潮；②抑制骨骼成熟，改善成人期最终身高；③恢复相应年龄应有的社会、心理行为。

1. 病因治疗

对于有明确病因的性早熟患者应去除病因，如切除肿瘤、切断外源性雌激素接触，使提前出现的性征消退。有中枢神经系统病变的中枢性性早熟患者可考虑手术或放疗；McCune-Albright 综合征一般不推荐手术治疗，因为容易复发且有可能影响生育能力；确诊为性腺、肾上腺肿瘤所致的外周性性早熟患儿，建议尽早手术；甲状腺功能减退症所致者给予甲状腺制剂纠正，先天性肾上腺皮质增生症患者可采用皮质醇类激素治疗。

2. 药物治疗

（1）促性腺激素释放激素激动剂（GnRH-a）　可按 0.05～0.1mg/kg，每 4 周肌内注射 1 次。用药后，患者的性发育及身高增长、骨龄成熟均得以控制，其作用为可逆性，若能尽早治疗可改善成人期最终身高。

（2）孕激素　其作用机制是采用大剂量性激素反馈

抑制下丘脑-垂体 Gn 分泌。如醋酸甲羟孕酮（MPA），为孕酮衍生物，每日口服剂量为 $10\sim30mg$，出现疗效后减量维持。醋酸环丙孕酮为 17-羟孕酮衍生物，不仅可阻断性激素受体，并可减少 Gn 的释放，剂量每日 $70\sim150mg/m^2$。上述两药不能改善成人期身高。

（3）钙剂和维生素 D 的补充　对于骨矿物质含量和骨密度低于同龄儿的性早熟患者应及时给予足够的钙剂和维生素 D 治疗。青春期每天需元素钙 1200mg，维生素 D $400\sim500U$，因此，对此种患儿每天应补充钙剂 $500\sim600mg$，维生素 D 200U，其余部分可以从日常饮食中摄取。

3. 心理咨询

性早熟明显影响儿童的正常生长发育和社会心理健康，造成矮身材、身体比例不协调和肥胖症等。但短期和长期的心理后遗症在青少年性早熟患者中并不常见，应鉴别出那些需要社会心理治疗的少数患者并予以心理咨询和心理治疗。

第三章

性发育延迟

一、概述

　　青春期发育延迟是指达到发育期年龄而无第二性征出现。青春期发育年龄在女孩一般为 10～12 岁。如果 13 岁乳房仍未发育，16 岁仍没有初潮，即为性发育延迟（delayed puberty or delayed sexual maturation）。

　　性发育是在全身各系统调节下的一个复杂而有序的过程。任何因素影响了该过程的启动时机或者干扰了该过程的时限均可表现为发育延迟。青春期延迟的病因不同，常可分为体质性发育延迟、下丘脑-垂体-性腺轴功能低下和性腺功能不全引起的青春期发育延迟。

二、诊断

1. 临床表现

　　女性满 13 岁仍未有任何发育的症状，或发育进度较缓慢时便须进行评估，如仍无月经初潮、乳房发育不良、无阴毛、无腋毛，伴有生长发育迟缓等。

　　（1）病史　注意有无慢性疾病、神经系统症状、视觉和嗅觉问题等；有无创伤性分娩、低血糖和婴幼儿期持续性黄疸等；过度节食或运动、压力和服食药物等有关资料都非常重要。患者的生长发育记录对鉴别永久性性腺功能减退症和体质性生长及发育延迟（constitutional delay of growth and puberty，CDGP）患者的帮助很大。

（2）体格检查　为排除颅内肿瘤或脑结构异常所造成的性腺功能减退症的可能性，体格检查必须包括神经系统全面检查，应注意患者是否有嗅觉丧失、视力受损（视神经发育不全和视色素沉着性网膜炎）、眼球震颤、小眼和面部中线缺陷等。必须注意患者有无容貌异常、是否有某综合征或染色体畸变的特征。性腺功能减退症患者的躯干生长较差，致使其上部量与下部量比例失常。持续闭经者须进行包括盆腔的体格检查和阴道黏膜雌激素化程度的测定，以确定患者有无雄激素分泌过多、溢乳症和妊娠等情况。在初诊和其后的随访中，记录患者的青春期发育阶段和进度。

2. 实验室检查

包括血清 LH、FSH、睾酮或雌二醇浓度测定和骨龄摄片。GnRH 刺激试验对发育延迟患者的意义不大。

拟诊为多种垂体激素缺乏患者需进行包括促甲状腺激素释放激素（TRH）、精氨酸/胰岛素和促黄体激素释放激素（LHRH）等的复合刺激试验，还应对脑、下丘脑、垂体进行 MRI 扫描。疑为特纳综合征、Klinefelter 综合征和 Prader-Willi 综合征的患儿必须进行核型分析，原发性性腺功能减退症患者亦可能由其他染色体畸变所致。

分子生物学研究可以查清家族性多种垂体激素缺乏患者和单一 Gn 不足患者的基因缺陷。

三、治疗

对所有性腺功能减退症的患者都应寻找原因，制订出适当的治疗方案。必须与患者及其父母深入讨论病情，了解患者有无因生长和性发育不良而在心理上有压抑或受到伤害。有营养失衡、饮食不正常或运动过量的月经不规则女孩应先纠正其不健康的生活方式。

对 GnRH 不足的性腺功能减退症患者，最符合生理的治疗是 GnRH 脉冲治疗，利用人工智能控制的微型 GnRH 输入装置，通过脉冲皮下注射 GnRH 类似物的方式，模拟下丘脑 GnRH 生理性脉冲分泌模式，从而达到有效刺激垂体分泌 Gn，进而促使性腺发育。这是最符合下丘脑-垂体-性腺轴生理调节机制的治疗方法。初始剂量和频率设定：设置脉冲泵每 90min 1 次脉冲，每次 $10\mu g$ 皮下注射，根据体格检查、性激素检查（FSH、LH、E_2、T、P、PRL）和性腺超声的结果进行动态调整。

性腺功能减退症女性患者应该在 13.5 岁时开始性激素治疗，治疗过晚将造成其心理受压抑。炔雌醇较妊马雌酮、戊酸雌二醇或 17-β 天然雌激素等对乳房发育和塑造女性体态的效果更好。炔雌醇的初始剂量为每日 $2.5\mu g$，或可用其他雌激素（妊马雌酮 0.625mg 相当于炔雌醇 $10\mu g$），在 2～3 年中逐渐增至每日 $20\mu g$，当每日剂量达 15μg 时即可发生突破性出血，此时应在每月的最后 10 天给予甲羟孕酮 10mg/d 或醋酸炔诺酮 5mg/d。一旦发育成熟后，即宜换用妊马雌酮或戊酸雌二醇等制剂继续替代治疗。上述治疗可减低骨骼因缺乏雌激素而发生骨质疏松。

生长激素治疗：适用于生长发育迟缓和身材矮小者，0.1～0.15U/kg，皮下注射，3～6 个月为一个疗程。

第四章

生殖器官发育异常

一、概述

女性生殖器官在胚胎期发育形成过程中受到某些内在或外来因素干扰，可导致发育异常。生殖器官发育异常常合并泌尿系统畸形。常见的女性生殖器官发育异常有：①正常管道形成受阻所致的异常，包括处女膜闭锁、阴道横隔、阴道纵隔、阴道闭锁和宫颈闭锁等；②中肾旁管衍化物发育不全所致的异常，包括无子宫、无阴道、子宫发育不良、单角子宫、始基子宫、输卵管发育不良等；③中肾旁管衍化物融合障碍所致的异常，包括双子宫、双角子宫、鞍状子宫和纵隔子宫等。

二、常见生殖器官发育异常的诊治

（一）处女膜闭锁

1. 简介

处女膜闭锁又称无孔处女膜，临床上较常见，系尿生殖窦上皮未能贯穿前庭部所致。在青春期初潮前无任何症状，初潮后因处女膜闭锁经血无法排出，造成子宫、输卵管积血，甚至腹腔内积血。

2. 诊断要点

（1）临床表现　青春期后出现进行性加剧的周期性下腹痛，但无月经来潮，严重者伴有便秘、肛门坠胀、尿频或尿潴留等症状。

（2）体格检查　处女膜向外膨隆，表面呈紫蓝色，无阴道开口。当用示指放入肛门内，可扪及阴道内有球状包块向直肠前壁突出。行直肠-腹部诊时，在下腹部可扪及位于阴道包块上方的另一较小包块（为经血潴留的子宫），压痛明显。

（3）辅助检查　盆腔超声检查能发现子宫及阴道内有积液。

3. 治疗要点

确诊后应立即手术治疗。先用粗针穿刺处女膜正中膨隆部，抽出褐色积血证实诊断后，即将处女膜作"X"形切开，引流积血。积血排出后常规检查宫颈是否正常，切除多余的处女膜瓣，使切口呈圆形，再用3-0可吸收缝线缝合切口边缘黏膜，以保持引流通畅和防止创缘粘连。术后留置导尿管 1～2 日，给予广谱抗生素和甲硝唑。

（二）先天性无阴道

1. 简介

先天性无阴道系因双侧中肾旁管发育不全，几乎均合并无子宫或仅有始基子宫，极个别患者有发育正常的子宫，卵巢一般正常。

2. 诊断要点

（1）临床表现　青春期后一直无月经来潮，或婚后性交困难。若有发育正常的子宫者表现为青春期时因宫腔积血出现周期性腹痛。

（2）体格检查　无阴道口或仅在阴道外口处见一浅凹陷，有时可见到约 2cm 的短浅阴道盲端。直肠-腹部诊未扪及子宫，若有发育正常的子宫者可扪及增大、有压痛的子宫。

3. 治疗要点

（1）对准备结婚的患者，有短浅阴道者可先用机械扩张法，即按顺序由小到大使用阴道模型局部加压扩张，可逐渐加深阴道长度，直到能满足性生活要求为止。阴道模型夜间放置，日间取出，便于工作和生活。

（2）不宜机械扩张或机械扩张无效者行阴道成形术，手术应在结婚前进行，目前认为以乙状结肠阴道成形术效果较好。

（3）对有发育正常子宫的患者，初潮时即应进行阴道成形术，并将人工阴道与子宫相接，以保留生育功能，无法保留子宫者应予切除。

（三）阴道纵隔

1. 简介

阴道纵隔系因双侧中肾旁管会合后，其中隔未消失或未完全消失。阴道纵隔有两类。完全纵隔形成双阴道，常合并双宫颈、双子宫。有时纵隔偏向一侧形成阴道斜隔，导致该侧阴道完全闭锁，形成阴道侧方包块。

2. 诊断要点

绝大多数阴道纵隔无症状，有些是因婚后性交困难或潴留在阴道斜隔盲端的积血继发感染后才诊断，另一些可能至分娩时产程进展缓慢才确诊。

3. 治疗要点

若斜隔妨碍经血排出或纵隔影响性交时，应将其切除。创面缝合以防粘连。因阴道纵隔不孕的患者切除纵隔可能提高受孕机会。

（四）子宫发育不良

1. 简介

子宫发育不良又称为幼稚子宫，系因中肾旁管会合后短时期内即停止发育。子宫较正常小，有时极度前屈或后屈，宫体与宫颈之比为 1：1 或 2：3。

2. 诊断要点

患者月经量较少，婚后不生育。直肠-腹部诊可扪及小而活动的子宫。

3. 治疗要点

小剂量雌激素加孕激素序贯用药，一般可自月经第 5 天开始每晚口服结合雌激素 0.625mg 或戊酸雌二醇 2mg，连服 21 天，服药后 11 天加服醋酸甲羟孕酮 8mg，每日 1 次，连用 10 天，共服 6～12 个周期，定期测子宫径线。

（五）双角子宫和鞍状子宫

因子宫底部融合不全呈双角者，称为双角子宫；子宫底部稍下陷呈鞍状,称为鞍状子宫。双角子宫一般无症状,仅妊娠时易发生胎位异常,以臀先露居多。双角子宫反复发生流产者,应行子宫整形术。

(六)纵隔子宫

1. 简介

纵隔子宫系因两侧中肾旁管融合不全,在宫腔内形成隔。从子宫底至宫颈内口将宫腔完全隔为两部分为完全纵隔,仅部分隔开为不全纵隔。纵隔子宫易引起不孕、流产、早产和胎位异常。

2. 诊断要点

纵隔子宫外形可正常,经子宫输卵管造影或宫腔镜检查确诊。

3. 治疗要点

可在腹腔镜监视下通过宫腔镜切除隔,术后宫腔内置金属宫内节育器(IUD),防止纵隔创面形成粘连,数月后取出 IUD。

(七)阴道斜隔

1. 简介

阴道斜隔隔膜起于两个宫颈之间,向远侧端偏离中线斜行,与阴道外侧壁融合,形成一侧阴道腔为盲端。多伴有双子宫双宫颈畸形,系胚胎发育过程中,米勒管融合异常所致。可合并泌尿系统的结构异常。

2. 诊断要点

痛经是主要的临床症状,伴有严重的胀坠感,可合并阴道流脓等感染症状。如行阴道检查可见一侧阴道有小孔，可有脓液流出，可扪及阴道壁肿物，这类肿物一般位置较低，不同于常见的盆腔肿物，固定在一侧阴道壁和阴道穹上。B超检查提示双子宫及一侧的子宫积血、宫颈扩张，可有一侧肾脏和输尿管的缺如。

3. 治疗要点

阴道斜隔切开引流是最理想的手术治疗。

第五章

两性畸形

一、概述

生殖器官同时具有某些男女两性特征，称为两性畸形（hermaphroditism）。两性畸形为先天性生殖器官发育畸形的一种特殊类型，根据其发病原因，可分为女性假两性畸形、男性假两性畸形和生殖腺发育异常三类，其中先天性肾上腺皮质增生症、不完全型雄激素不敏感综合征和真两性畸形最为常见。可能对患儿的抚育、心理、生活、婚姻等带来诸多困扰，必须及早诊断和处理。

1. 女性假两性畸形

女性假两性畸形染色体核型为 46，XX，生殖腺为卵巢，内生殖器包括子宫、卵巢和阴道均存在，但外生殖器出现部分男性化，男性化程度取决于胚胎暴露于高雄激素的时期早晚和雄激素量，可从阴蒂中度粗大直至阴唇后部融合和出现阴茎。雄激素过高原因可能是先天性肾上腺皮质增生或是妊娠早期服用具有雄激素作用的药物等非肾上腺来源。

2. 男性假两性畸形

男性假两性畸形染色体核型为 46，XY，生殖腺为睾丸，无子宫，阴茎极小、生精功能异常，无生育能力。男性假两性畸形系因男性胚胎或胎儿在母体缺少雄激素刺激发育。

3. 生殖腺发育异常

生殖腺发育异常包括真两性畸形、混合性生殖腺发育不全两种。

（1）真两性畸形　患者体内睾丸和卵巢两种生殖腺同时存在，称为真两性畸形，是两性畸形最罕见的一种。临床表现与其他两性畸形相同。

（2）混合性生殖腺发育不全　染色体核型为 45，X 与另含有一个 Y 的嵌合型，以 45，X/46，XY 多见，性腺一侧为异常睾丸，另一侧为未分化生殖腺，生殖腺呈条索状痕迹或生殖腺缺如。

二、诊断

1. 临床表现

（1）病史　询问患者母亲孕早期有无服用高效孕酮或达那唑类药物史，家族中有无类似畸形史等。

（2）体格检查　注意阴茎大小、尿道口位置，是否有阴道和子宫。直肠-腹部诊扪及子宫，说明多系女性假两性畸形，但应除外真两性畸形。若在腹股沟部、大阴唇或阴囊内扪及生殖腺，则为睾丸组织，但仍不能排除真两性畸形。

2. 实验室检查

（1）染色体检查　染色体核型检查对两性畸形的鉴别诊断起关键作用，如睾丸退化和早孕期外源性雄激素过多导致的外生殖器性别不清表现几乎一样，染色体核型是唯一的鉴别诊断方法。

（2）性激素测定　测定促性腺激素、雌二醇、睾酮/双氢睾酮、17α-羟孕酮等协助诊断。

（3）超声检查　腹部和阴囊超声检查有助于了解生殖器的性质和部位。

（4）腹腔镜检查和剖腹探查　可通过生殖腺活检病理检查明确性腺性质，对诊断真两性畸形和其他诊断不明确的疾病具有不可替代的价值。

若染色体核型为 46，XX，血雌激素低值，血雄激素高值，尿 17α-羟孕酮高值者，为先天性肾上腺皮质增生症；若染色体核型为 46，XY，血 FSH 值正常，LH值升高，血睾酮在正常男性值范围，雌激素高于正常男性值但低于正常女性值者，为雄激素不敏感综合征。

三、治疗

确诊后应根据患者的原社会性别、本人愿望及畸形程度予以矫治。原则上除阴茎发育良好者外，均宜按女性抚养。

（1）先天性肾上腺皮质增生症　确诊后应立即开始并终身给予可的松类药物。肥大的阴蒂应部分切除，仅保留阴蒂头，接近正常女性阴蒂大小。外阴部有融合畸形者应予以手术矫治，使尿道外口和阴道口分别显露在外。

（2）雄激素不敏感综合征　按女性抚育为宜。完全型患者待青春期发育成熟后切除双侧睾丸防止恶变，术后长期给雌激素维持女性第二性征。不完全型患者有外生殖器男性化畸形，应提前做整形术并切除双侧睾丸。阴道过短影响性生活者应行阴道成形术。

（3）生殖腺发育不全　染色体核型含有 XY 者，其生殖腺发生恶变频率较高，且发生年龄可能很小，应在确诊后尽早切除未分化生殖腺。

（4）真两性畸形　性别的确定主要取决于外生殖器功能状态，应将不需要的生殖腺切除，保留与其性别相适应的生殖腺。除阴茎粗大、能勃起且具有能推纳入阴囊内的睾丸的患者可按男性抚育外，其余仍以按女性养育为宜。

第六章

闭 经

一、概述

1. 定义

闭经（amenorrhea）是许多妇科疾病所共有的症状。由下丘脑-垂体-卵巢轴（HPO）中的某一环节发生功能性或器质性病变引起。通常将闭经分为原发性闭经和继发性闭经两种。

（1）原发性闭经　年龄＞14岁，第二性征未发育，或者年龄＞16岁，第二性征已发育，月经还未来潮。

（2）继发性闭经　正常月经周期建立后，月经停止6个月以上，或按自身原有月经周期停止3个周期以上。

2. 病因

按照生殖轴病变和功能失调的部位分为下丘脑性闭经、垂体性闭经、卵巢性闭经、子宫性闭经以及下生殖道发育异常性闭经等。

（1）下丘脑性闭经　下丘脑性闭经是由中枢神经系统包括下丘脑各种功能和器质性疾病引起的闭经。临床上按病因可分为功能性闭经、基因缺陷或器质性闭经、药物性闭经三大类。

① 功能性闭经：此类闭经是因各种应激因素抑制下丘脑 GnRH 分泌引起的闭经，治疗及时可逆转，包括应激性闭经、运动性闭经、神经性厌食所致闭经、营养相关性闭经等。

② 基因缺陷或器质性闭经：因基因缺陷引起的先天性 GnRH 分泌缺陷，主要存在伴有嗅觉障碍的 Kallmann 综合征与不伴有嗅觉障碍的特发性低促性腺激素性闭经。器质性闭经的原因包括下丘脑肿瘤，最常见的为颅咽管瘤；尚有炎症、创伤、化疗等。

③ 药物性闭经：长期使用抑制中枢或下丘脑的药物，如抗精神病药物、抗抑郁药物、避孕药、甲氧氯普胺等可抑制 GnRH 的分泌而致闭经，但一般停药后均可恢复月经。

（2）垂体性闭经　垂体性闭经是由于垂体病变致使 Gn 分泌降低而引起的闭经，包括垂体肿瘤、空蝶鞍综合征、先天性垂体病变、Sheehan 综合征等。

（3）卵巢性闭经　卵巢性闭经是由卵巢本身原因引起的闭经。卵巢性闭经时 Gn 水平升高，分为先天性性腺发育不全、酶缺陷、卵巢抵抗综合征及后天各种原因引起的卵巢功能减退。

（4）子宫性闭经及下生殖道发育异常性闭经

① 子宫性闭经：子宫性闭经分为先天性和获得性两种。先天性子宫性闭经的病因包括米勒管发育异常的 Mayer-Rokitansky-Kuster-Hauser （MRKH）综合征和

雄激素不敏感综合征；获得性子宫性闭经的病因包括感染、创伤导致宫腔粘连引起的闭经。

② 下生殖道发育异常性闭经：下生殖道发育异常性闭经包括宫颈闭锁、阴道横隔、阴道闭锁及处女膜闭锁等。

（5）其他　雄激素水平升高的疾病包括多囊卵巢综合征（PCOS）、先天性肾上腺皮质增生症（CAH）、分泌雄激素的肿瘤及卵泡膜细胞增殖症等，可引起闭经；自身免疫抗体引起甲状腺功能减退或亢进，并抑制 Gn-RH 的分泌从而引起闭经；也可因甲状腺抗体的交叉免疫破坏卵巢组织而引起闭经。

二、诊断

1. 病史

详细询问病史，包括月经史、婚育史、服药史、子宫手术史、家族史以及发病的可能起因和伴随症状，如环境变化、精神心理创伤、情感应激、运动性职业或过强运动、营养状况及有无头痛、溢乳等；对原发性闭经者应了解青春期生长和发育进程。

2. 体格检查

包括智力、身高、体重、第二性征发育情况、有无发育畸形，有无甲状腺肿大，有无乳房溢乳，皮肤色泽及毛发分布等。对原发性闭经伴性征幼稚者还应检查嗅觉有无缺失。

3. 妇科检查

内、外生殖器发育情况及有无畸形；已婚妇女可通过检查阴道及宫颈黏液了解体内雌激素的水平。

4. 实验室检查

有性生活史的妇女出现闭经，必须首先排除妊娠。

（1）评估雌激素水平以确定闭经程度　通常用孕激素试验和雌、孕激素序贯试验判定闭经程度及部位。但如病史及妇科检查已明确为子宫性闭经及下生殖道发育异常性闭经，此步骤可省略。

（2）激素水平测定　血 PRL>1.14nmol/L（25μg/L）诊断为高 PRL 血症；PRL、TSH 水平同时升高提示甲状腺功能减退引起的闭经；FSH>40U/L（相隔 1 个月，两次以上测定），提示卵巢功能衰竭；FSH>20U/L，提示卵巢功能减退；LH<5U/L 或者正常范围提示病变环节在下丘脑或者垂体；肥胖或临床上存在多毛、痤疮等高雄激素血症体征时尚需测定胰岛素、雄激素（睾酮、硫酸脱氢表雄酮）、孕酮和 17-羟孕酮，以确定是否存在胰岛素抵抗、高雄激素血症或先天性 21-羟化酶缺陷等疾病。

（3）染色体检查　高促性腺激素性闭经及性分化异常者应进行染色体检查。

5. 其他辅助检查

超声检查、基础体温测定、宫腔镜检查、影像学检查等。

原发性闭经诊断流程见图 6-1，继发性闭经诊断流程见图 6-2。

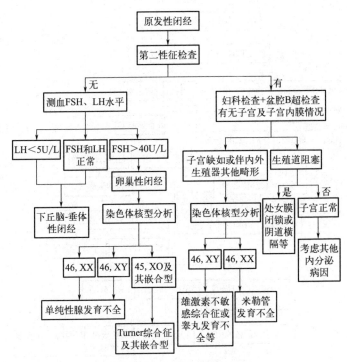

图 6-1 原发性闭经诊断流程

三、治疗

1. 病因治疗

部分患者去除病因后可恢复月经。如神经、精神应激起因的患者应进行有效的心理疏导；低体重或因过度节食、消瘦所致闭经者应调整饮食、加强营养；运动性闭经者应适当减少运动量及训练强度；对于下丘脑肿瘤（颅咽管肿瘤）、垂体肿瘤（不包括分泌 PRL 的肿瘤）

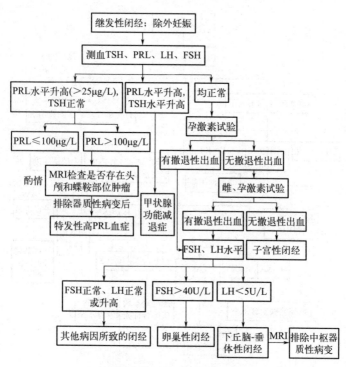

图 6-2 继发性闭经诊断流程

及卵巢肿瘤引起的闭经，应手术去除肿瘤；含 Y 染色体的高促性腺激素性闭经，其性腺具恶性潜能，应尽快行性腺切除；因生殖道畸形经血引流障碍而引起的闭经，应手术矫正使经血流出畅通。

2. 雌激素和（或）孕激素治疗

对青春期性幼稚及成人低雌激素血症所致的闭经，应采用雌激素治疗。用药原则如下：对青春期性幼稚患者，在身高尚未达到预期高度时，治疗起始应从小剂量开始，如 17β-雌二醇或戊酸雌二醇 0.5mg/d 或结合雌激素 0.3mg/d；在身高达到预期高度后，可增加剂量，如 17β-雌二醇或戊酸雌二醇 $1\sim2$mg/d 或结合雌激素 $0.625\sim1.25$mg/d，促进性征进一步发育，待子宫发育后，可根据子宫内膜增殖程度定期加用孕激素或采用雌、孕激素序贯周期疗法。成人低雌激素血症闭经者则先采用 17β-雌二醇或戊酸雌二醇 $1\sim2$mg/d 或结合雌激素 0.625mg/d，以促进和维持全身健康和性征发育，待子宫发育后，同样需根据子宫内膜增殖程度定期加用孕激素或采用雌、孕激素序贯周期疗法。青春期女性的周期疗法建议选用天然或接近天然的孕激素，如地屈孕酮和微粒化黄体酮，有利于生殖轴功能的恢复；有雄激素过多体征的患者，可采用含抗雄激素作用的孕激素配方制剂；对有一定水平的内源性雌激素的闭经患者，则应定期采用孕激素治疗，使子宫内膜定期脱落。

3. 针对疾病病理、生理紊乱的内分泌治疗

根据闭经的病因及其病理、生理机制，采用有针对性的内分泌药物治疗以纠正体内紊乱的激素水平，从而达到治疗目的。如对 CAH 患者应采用糖皮质激素长期治疗；对有明显高雄激素血症体征的 PCOS 患者，可采用雌、孕激素联合的口服避孕药治疗；对合并胰岛素抵抗的 PCOS 患者，可选用胰岛素增敏剂治疗。上述治疗可使患者恢复月经，部分患者可恢复排卵。

4. 诱发排卵

对于低促性腺激素性闭经者，在采用雌激素治疗促进生殖器官发育，子宫内膜已获得对雌、孕激素的反应

后，可采用尿促性素（hMG）联合绒促性素（hCG）治疗，促进卵泡发育及诱发排卵；对于 FSH 水平升高的闭经患者，由于其卵巢功能衰竭，不建议采用促排卵药物治疗。

5. 辅助生育治疗

对于有生育要求，诱发排卵后未成功妊娠，或合并输卵管问题的闭经患者，或由于男方因素不孕者，可采用辅助生殖技术治疗。

第七章

排卵障碍相关异常子宫出血

一、概述

异常子宫出血（abnormal uterine bleeding，AUB）是妇科临床常见的症状，指不符合正常月经周期"四要素"（即月经的频率、规律性、经期长度和出血量）的正常参数范围并源自子宫腔的异常出血。

我国暂定的 AUB 相关术语见表 7-1。

表 7-1　AUB 术语范围

月经的临床评价指标	术语	范围
周期频率	月经频发	<21 天
	月经稀发	>35 天
周期规律性（近1年的周期之间的变化）	规律月经	<7 天
	不规律月经	≥7 天
	闭经	≥6 个月无月经
经期长度	经期延长	>7 天
	经期过短	<3 天
月经量	月经过多	>80mL
	月经过少	<5mL

国际妇产科联盟（FIGO）建议弃用术语"功能失调性子宫出血"，并将 AUB 的常见病因分为两大类 9 个亚型，为方便记忆，按英语首字母缩写为"PALM-COEIN"，即：P 表示子宫内膜息肉（polyp）所致 AUB、A 表示子宫腺肌病（adenomyosis）所致 AUB、L 表示子宫肌瘤（leiomyoma）所致 AUB、M 表示子宫内膜恶变和不典型增生（malignancy and hyperplasia）所致 AUB、C 表示全身凝血相关疾病（coagulopathy）所致 AUB（简称：AUB-C）、O 表示排卵障碍（ovula-tory dysfunction）相关 AUB（简称：AUB-O）、E 表示子宫内膜（endometrial）局部异常所致 AUB（简称：AUB-E）、I 表示医源性（iatrogenic）AUB（简称：AUB-I）、N 表示未分类（not yet classified）的 AUB（简称：AUB-N）。

其中 AUB-O 最为常见，包括无排卵、稀发排卵和黄体功能不足，约占 AUB 的 50%。

二、诊断

AUB-O 诊治的核心是明确诊断。需结合病史、查体、辅助检查，排除导致 AUB 的其他可能病因，得出 AUB-O 的初步诊断，并予以积极治疗；如治疗效果不佳，需重新考虑诊断是否确切，以进行进一步的检查。

1. 病史

对 AUB 患者，最重要的是询问出血史，至少记录近 3 次的子宫出血情况；不同年龄段考虑不同的常见病因；应注意询问性生活情况和避孕措施以除外妊娠或产褥相关的出血；询问既往检查的发现，包括是否有"PALM"的证据（B 超、MRI 或病理检查），特殊的手术史如剖宫产史、子宫动脉栓塞史等（AUB-N）；注意询问体重、情绪、日常生活的变化，询问异常出血的诱因（AUB-O），有无急性 AUB 及 AUB-C 的病史；AUB 与服药或治疗的关系（AUB-I）。

2. 查体

初诊时需查体，尤其是对于急性 AUB 及治疗效果不满意的 AUB 患者。全身查体需注意一般情况（包括生命体征），及时发现相关线索，如肥胖、消瘦、多毛、泌乳、皮肤瘀斑或色素沉着、有无盆腹腔包块、腹部压痛及反跳痛等。有性生活者建议使用阴道窥具并行盆腔检查，有助于确定出血来源，排除子宫颈、阴道病变。

3. 辅助检查

推荐血常规检查，评估出血严重程度并除外 AUB-C；超声检查，排除或发现"PALM"、AUB-I、AUB-N 的线索。

诊断 AUB-O 最常用的手段是基础体温测定（BBT）以及估计下次月经前 5～9 天（相当于黄体中期）的血清孕酮水平测定。有条件时应尽量选择早卵泡期检测 FSH、LH、催乳素、雌二醇、睾酮和促甲状腺素（TSH），有助于分析无排卵的病因。

诊刮或宫腔镜检查：对年龄≥45 岁、长期不规律子宫出血、有子宫内膜癌高危因素（如高血压、肥胖、糖尿病等）、B 超检查提示子宫内膜过度增厚并且回声不均匀、药物治疗效果不满意者应行诊刮并行病理检查，以除外子宫内膜病变；有条件者宫腔镜直视下活检。

4. 鉴别诊断

明确诊断 AUB-O，关键需排除下列情况。

（1）妊娠相关疾病　怀疑或不能排除妊娠、流产、滋养细胞疾病时，建议检查血或尿 hCG。

（2）PALM-COEIN　酌情选择盆腔 B 超、MRI、凝血功能检查，必要时行宫腔镜、腹腔镜检查，进行子宫内膜活检及病理检查；怀疑子宫动静脉瘘时需行子宫动脉造影，以明确诊断。AUB-E 使用抗纤溶药物或孕激素内膜萎缩法治疗有效。

（3）甲状腺、肾上腺、肝肾功能异常等全身疾病　结合病史，酌情选择相关的内分泌功能测定与肝肾功能检测。

三、治疗

AUB-O 的治疗原则：急性出血期维持一般状况和生命体征，积极支持疗法，尽快止血并纠正贫血；血止后调整周期，预防子宫内膜增生和 AUB 复发。有生育要求者行诱导排卵治疗，完成生育后应长期随访，并进行相关的科普教育。

止血的方法包括孕激素内膜脱落法、大剂量短效复方口服避孕药（combined oral contraceptive，COC）、高效合成孕激素内膜萎缩法和诊刮。目前，国内因无静脉或肌内注射的雌激素制剂，且口服制剂起效慢，不建议在急性 AUB 止血期常规使用大剂量雌激素内膜修复法。辅助止血的药物有氨甲环酸和中药等。方法的选择应综合考量患者的年龄、出血量、出血速度、贫血严重程度、是否耐受、是否有生育要求等。

对于急性AUB，除积极性激素治疗外，需同时配合止血药、抗贫血等辅助治疗手段，改善患者的一般情况，维持稳定的生命体征。

1. 出血期止血

（1）孕激素　也称"内膜脱落法""药物性刮宫"。适用于一般情况较好，血红蛋白≥90g/L者。对于急性AUB，建议肌内注射黄体酮20mg/d，3天；对于出血淋漓不净、不愿意肌内注射的患者，选用口服孕激素制剂，如地屈孕酮10～20mg/d、微粒化黄体酮胶囊200～300mg/d、甲羟孕酮6～10mg/d，连用7～10天。停药后1～3天发生撤退性出血，约1周内血止。

（2）短效COC　止血效果好、止血速度快、价格低、使用方便，但禁用于有避孕药禁忌证的患者。常用的短效COC包括炔雌醇环丙孕酮片、屈螺酮炔雌醇片、屈螺酮炔雌醇片Ⅱ（优思悦）、去氧孕烯炔雌醇片、复方左炔诺孕酮等。方法为1片/次，急性AUB多使用2～3次/天，淋漓出血者多使用1～2次/天，大多数出血可在1～3天完全停止；继续维持原剂量治疗3天以上仍无出血可开始减量，每3～7天减少1片，仍无出血，可继续减量到1片/天，维持至血红蛋白含量正常、月经来潮，停药即可。

（3）高效合成孕激素　也称为"内膜萎缩法"。适用于血红蛋白含量较低者。使用大剂量高效合成孕激素，如炔诺酮 5～10mg/d、甲羟孕酮 10～30mg/d，连续用药 10～21 天，血止、贫血纠正后停药。也可在出血完全停止后，维持原剂量治疗 3 天后仍无出血即开始减量，减量以不超过原剂量的 1/3 为原则，每 3 天减量 1 次，直至每天最低剂量而不再出血为维持量，维持至血红蛋白含量正常，停药即可。

（4）手术治疗　对于有诊刮指征或有药物治疗禁忌的患者，建议将诊刮（或宫腔镜检查直视下活检）、子宫内膜病理检查作为首次止血的治疗选择，同时可发现或排除子宫内膜病变；对于近期已行子宫内膜病理检查、除外了恶变或癌前病变者不必反复刮宫。对于难治的、无生育要求的患者，可考虑子宫全切除术，不推荐子宫内膜切除术。

2. 调整周期

（1）孕激素定期撤退法　推荐使用对 HPO 轴无抑制或抑制较轻的天然孕激素或地屈孕酮。月经周期第 11～15 天起，使用口服孕激素，如地屈孕酮 10～20mg/d 或微粒化黄体酮胶囊 200～300mg/d，共 10～14 天，酌情应用 3～6 个周期。

（2）短效 COC　适用于经量多、痤疮、多毛、痛经、经前期综合征、有避孕要求的患者，可达到"一举多得"的作用，服用方法与避孕方法相同。

（3）左炔诺孕酮宫内缓释系统（levonorgestrel-releasing intrauterine system，LNG-IUS）　机制为宫腔内局部定期释放低剂量孕激素（左炔诺孕酮 20μg/d），既有非常好的避孕作用，又可长期保护子宫内膜、显著减少出血量，同时由于外周血中的药物浓度很低，对全身的副作用较小。

（4）促排卵　希望尽快妊娠的患者可予促排卵，包括口服氯米芬、来曲唑、中药等。如能排卵，即使暂时不能妊娠，排卵后产生的孕激素也可以调整月经。

（5）雌、孕激素序贯治疗　在少数青春期或生育期患者，如孕激素治疗后不出现撤退性出血，考虑是内源性雌激素水平不足；或绝经过渡期有雌激素缺乏症状的患者，可使用雌、孕激素序贯治疗，也可使用复合制剂，如戊酸雌二醇片/雌二醇环丙孕酮片、雌二醇片/雌二醇地屈孕酮片。

3. 其他治疗

其他治疗对于维持一般状况和生命体征非常重要，配合性激素治疗可达到更好的止血效果，可酌情同时进行。一般止血药：如抗纤溶药物氨甲环酸，每次 1g，2～3 次/天，每月 5～7 天；丙酸睾酮：具有对抗雌激素的作用，可减少盆腔充血和增加子宫张力，减少子宫出血速度，并有协助止血、改善贫血的作用，每个周期肌内注射 75～300mg，酌情平分为多天多次使用。出血严重时需输血、补充血红蛋白及凝血因子，如浓缩红细胞、纤维蛋白原、血小板、新鲜冻干血浆或新鲜全血；对于中、重度贫血患者，在上述治疗的同时，酌情选择口服或静脉铁剂、促红细胞生成素、叶酸治疗；对于出血时间长、贫血严重、抵抗力差并有感染征象者，应及时应用抗生素。

第八章

卵巢早衰

一、概述

卵巢早衰（premature ovarian failure，POF），通常称为继发性高促性腺激素性闭经（secondary hyper-gonadotropic amenorrhea，SHA），其发病率为 $1\% \sim 3.8\%$，可以导致一系列生殖内分泌与健康问题，包括低雌激素所带来的生殖功能的问题（近期的月经、生育问题）、心理问题及非生殖功能的问题（远期容易发生骨质疏松症、心脑血管疾病等）。国内外对 POF 的定义仍未统一，1994 年世界卫生组织提出将 40 岁以前绝经称为早绝经。因此卵巢早衰实为早绝经。原因大致有：遗传因素，包括 X 染色体异常、基因突变、性腺发育不全、酶的缺乏等；免疫因素；医源性因素，包括化疗、放疗、手术、免疫抑制治疗和子宫动脉栓塞；感染因素，如吸烟、腮腺炎、风疹以及严重的化脓性、结核性和淋菌性盆腔炎等；环境因素，环境污染如使用大量的杀虫剂等；心理因素，如绝经前生活中发生重大事件等。但大多数 POF 患者仍找不到明确的病因，称为特发性 POF。

二、诊断

1. 临床表现

（1）卵巢功能衰退过程的表现　可能存在 POF 前驱期——早发性卵巢功能不全（premature ovarian insufficiency，POI），即女性在 40 岁之前卵巢活动衰退的临床综合征。POI 诊断标准为年龄＜40 岁，出现停经或月经稀发至少 4 个月，并连续 2 次 FSH＞25IU/L（间隔 4 周）POI 患者不易受孕，对促排卵治疗也不敏感，辅助生育失败率高。

（2）雌激素水平低落的表现　闭经可以发生在 40 岁以前的任何年龄，依赖于剩余卵泡的数目。如果卵泡丢失迅速，耗竭发生在青春期前则可能为原发性闭经，没有第二性征发育；如果卵泡耗竭发生在青春期、青春期后，则可能为继发性闭经，发育有成人体态。低雌激素状态可以导致不育、血管舒缩症状、心血管症状、精神神经症状、泌尿生殖症状。部分患者会偶尔、不可预知地恢复卵巢功能，表现为恢复正常月经，甚至自然妊娠。

（3）体征　全身发育正常、营养中等，多数智力正常、身高中等，如身材矮小、智力低下，则要怀疑染色体异常。原发性闭经的患者第二性征，乳房、内外生殖器等未发育多见。盆腔检查可以发现尿道口肉阜、阴道黏膜充血、黏膜下出血点。在极少数有淋巴细胞性甲状腺炎的患者，可触及增大的卵巢，伴或不伴压痛。还要注意除外卵巢肿瘤。POF 患者常见阴毛、腋毛稀少甚至缺如的表现。

2. 辅助检查

（1）实验室检测指标　FSH>40IU/L，E_2<20pg/mL。一般认为至少需要有两次相隔 1～3 个月的复查，有类似的结果，结合雌激素缺乏的表现才可诊断。

（2）B超　子宫及双卵巢小。

（3）骨密度（bone mineral density，BMD）指标　有低骨量和骨质疏松，与其低峰值骨量和骨丢失率增加有关。

三、治疗

尽管有卵巢早衰患者数月后卵巢功能恢复正常的报道，甚至有妊娠和生育的报告，但这种机会通常很低。可告知患者将来还是有可能怀孕的，但必须强调这种机会很小。卵巢早衰的妇女面临一系列的临床问题，包括近期的月经恢复、生育、闭经导致的心理与躯体变化，以及远期类似于绝经的并发症，包括绝经综合征、泌尿生殖道萎缩、骨质疏松与骨折、心血管疾病增加等。从临床来看，如何使未生育的妇女有生育的机会是患者最关心的问题，能否通过赠卵（冷冻胚胎或卵子）早日得到一个健康的宝宝，是辅助生育技术值得探讨的问题。对不需要生育的患者主要以性激素疗法治疗。

（1）卵巢功能衰退过程的治疗　如果为规律的月经或月经稀发可不需治疗，如果表现为月经频发、不规则出血，最简单而常用的处理方法是给予周期性孕激素撤退调整周期，如果大量出血不止，可选择刮宫、孕激素内膜脱落法或内膜萎缩法合用止血药止血。尽管 POI 患者辅助生育失败率较高，但对那些有生育要求的患者仍要积极进行辅助生育治疗。

（2）雌激素水平低落的治疗　包括针对无生育要求的妇女，进行第二性征的发育和维持、月经的恢复、性生活的改善以及骨量的维持等健康问题的治疗，给药方案是给予模拟卵巢生理周期的雌孕激素序贯疗法。针对有生育要求的妇女进行辅助生育的治疗：卵子赠送。也有少部分患者仍有自然受孕的机会。

（3）病因病变的治疗　有癌症化疗史、放疗史或自身免疫疾病治疗史的患者可以采取期待疗法，部分患者在治疗停止后月经可以自然恢复。其他有关病因病变的治疗结论均不确切。

（4）心理治疗　在临床工作中，医生应注意其精神和婚姻问题，进行必要的婚姻、心理方面的治疗，及时改善或减轻患者的情绪症状，指导夫妻性生活，改善夫妻关系及生活质量，促进夫妻情感沟通及表达，改善人际关系等。必要时可使用小剂量抗焦虑、抗抑郁药合并雌激素进行治疗，可能会收到效果。

（5）随访　POF 患者的随诊应每年一次，包括完善的病史、体格检查（血压、身高、体重），监测激素补充治疗（HRT）的疗效（症状变化、血 E_2 水平、血脂、BMD），评估 HRT 的安全性（盆腔检查、乳腺检查、肝肾功能），提高 HRT 长期用药的依从性。及时发现合并症，有学者建议每年检查空腹血糖、促甲状腺激素。

第九章

高催乳素血症

一、概述

催乳素（PRL）由腺垂体的 PRL 细胞合成和分泌。其合成与分泌受下丘脑多巴胺能途径的调节，多巴胺作用于 PRL 细胞表面的多巴胺 D_2 受体，抑制 PRL 的生成与分泌。PRL 的生理作用极为广泛复杂。在人类，主要是促进乳腺分泌组织的发育和生长，启动和维持泌乳，使乳腺细胞合成蛋白增多。PRL 可影响性腺功能。各种原因引起外周血清 PRL 水平异常升高，$>1.14nmol/L$（$25\mu g/L$），称为高催乳素血症（hyperprolactinemia）。

高催乳素血症是年轻女性常见的下丘脑-垂体轴内分泌紊乱。不同检测人群高催乳素血症的发生率不尽相同。催乳素腺瘤是最常见的垂体功能性腺瘤，约占全部垂体腺瘤的 45%，是临床上病理性高催乳素血症最常见的原因。催乳素腺瘤多为良性肿瘤，依照大小可分为微腺瘤（$\leqslant 10mm$）和大腺瘤（$>10mm$）。

高催乳素血症的原因可归纳为生理性、药物性、病理性和特发性四类。

1. 生理性高催乳素血症

很多生理因素会影响血清 PRL 水平，血清 PRL 水平在不同的生理时期有所改变，甚至是每天每小时都会有所变化。体力运动、精神创伤、低血糖、夜间、睡眠、进食、应激刺激、性交以及各种生理现象（如卵泡晚期和黄体期、妊娠、哺乳、产褥期、乳头受到刺激、新生儿期）等，均可导致 PRL 水平暂时性升高，但升高幅度不会太大，持续时间不会太长，也不会引起有关病理症状。

2. 药物性高催乳素血症

许多药物可引起高催乳素血症，这些药物大多数可拮抗下丘脑 PRL 释放抑制因子（PIF，多巴胺是典型的内源性 PIF）或增强兴奋 PRL 释放因子（PRF），少数药物可能对 PRL 细胞也有直接影响。

常见的可能引起催乳素水平升高的药物如下。

（1）多巴胺耗竭药　甲基多巴、利血平。

（2）多巴胺转化抑制药　阿片肽，吗啡、可卡因等麻醉药。

（3）多巴胺重吸收阻断药　诺米芬辛。

（4）苯二氮䓬类　苯妥英、地西泮等。

（5）组胺和组胺 H_1、组胺 H_2 受体拮抗药　西咪替丁等。

（6）单胺氧化酶抑制药　苯乙肼等。

（7）血管紧张素转换酶抑制药　依那普利等。

（8）激素类药物　雌激素、口服避孕药、抗雄激素类药物、促甲状腺激素释放激素等。

（9）中成药（尤其是具有安神、止惊作用的中成药） 六味地黄丸、安宫牛黄丸等。

（10）其他 异烟肼、达那唑等。

药物引起的高催乳素血症多数血清 PRL 水平在 $100\mu g/L$ 以下，但也有报道长期服用一些药物使血清 PRL 水平升高达 $500\mu g/L$，而引起大量泌乳、闭经。

3. 病理性高催乳素血症

常见的导致高催乳素血症的病理原因如下。

（1）下丘脑 PIF 不足或下达至垂体的通路受阻，常见于下丘脑或垂体柄病变，如脑膜炎、结核、梅毒、放线菌病、颅咽管瘤、类肉瘤样病、神经胶质细胞瘤、空蝶鞍综合征、外伤、手术、动-静脉畸形、帕金森病、精神创伤等。

（2）原发性和（或）继发性甲状腺功能减退症，如假性甲状旁腺功能减退症、桥本甲状腺炎。

（3）自主性高功能的催乳素分泌细胞单克隆株，见于垂体催乳素腺瘤、生长激素腺瘤、促肾上腺皮质激素腺瘤等以及异位催乳素分泌（如未分化支气管肺癌、肾上腺样瘤、胚胎癌、子宫内膜异位症等）。

（4）传入神经刺激增强可加强 PRF 作用，见于各类胸壁炎症性疾病（如乳头炎、皲裂、胸壁外伤、带状疱疹、结核、创伤性及肿瘤性疾病等）。

（5）慢性肾功能衰竭时，PRL 在肾脏降解异常；或肝硬化、肝性脑病时，假神经递质形成，拮抗 PIF 作用。

（6）妇产科手术，如人工流产、引产、死胎、子宫切除术、输卵管结扎术、卵巢切除术等。

4. 特发性高催乳素血症

此类患者与妊娠、服药、垂体肿瘤或其他器质性病变无关，多因患者的下丘脑-垂体功能紊乱，从而导致 PRL 分泌增加。其中大多数 PRL 轻度升高，长期观察可恢复正常。临床上当无病因可循时，可诊断为特发性高催乳素血症。但对部分伴月经紊乱而 PRL 高于 $100\mu g/L$ 者，需警惕潜隐性垂体微腺瘤的可能，应密切随访。在血清 PRL 水平明显升高而无症状的特发性高催乳素血症患者中，部分患者可能是巨分子催乳素血症，这种巨分子 PRL 有免疫活性而无生物活性。

二、诊断

高催乳素血症的诊断包括确定存在高催乳素血症和确定病因。

1. 临床表现

（1）月经改变和不孕不育　高催乳素血症可引起女性月经失调和生殖功能障碍。当 PRL 轻度升高时（$<100\sim150\mu g/L$）可因引起黄体功能不足而发生反复自然流产；而随着血清 PRL 水平的进一步升高，可出现排卵障碍，临床表现为月经少、月经稀发或闭经及不孕症。

（2）溢乳　高催乳素血症时，在非妊娠期及非哺乳期出现溢乳者为 27.9%，同时出现闭经及溢乳者占 75.4%。这些患者血清 PRL 水平一般都显著升高。

（3）垂体腺瘤的压迫症状　催乳素腺瘤是病理性高催乳素血症的最常见病因。肿瘤占位的临床表现包括头痛、视力下降、视野缺损和其他颅神经压迫症状、癫痫发作、脑积液鼻漏等。15%～20%患者存在垂体腺瘤内自发出血，少数患者发生急性垂体卒中，表现为突发剧烈头痛、呕吐、视力下降、动眼神经麻痹等神经系统症状，甚至蛛网膜下腔出血、昏迷等危象。

（4）血PRL异常升高　由于血PRL水平受许多生理因素和应激影响，因此测定血PRL水平有严格的采血要求（应于安静清醒状态下，上午10～11时取血测定）。PRL水平显著高于正常者一次检查即可确定；当PRL测定结果在正常上限3倍以下时至少检测2次，以确定有无高催乳素血症。另需注意一些临床表现和血PRL水平不一致的情况。在某些患者血清PRL水平升高，而没有相关临床症状或者症状不能解释升高程度，需考虑存在巨分子PRL。个别患者有典型高催乳素血症和垂体腺瘤表现，而实验室测定值却很低或正常，这可能是因为PRL水平太高而造成HOOK现象。这种情况与前面一种情况正好相反，需要用倍比稀释的方法重复测定患者血清PRL水平。

（5）其他　高催乳素血症患者通常存在体重增加。长期高催乳素血症，患者可因雌激素水平过低导致进行性的骨痛、骨密度减低、骨质疏松。少数患者可出现多毛、脂溢性皮炎及痤疮，这些患者可能伴有多囊卵巢综合征等其他异常。

2. 高催乳素血症的病因诊断

需要通过详细询问病史、相应的实验室检查、影像学检查等排除生理性或者药物性因素导致的PRL水平升高，明确是否存在病理性原因。其中最常见的病因为垂体催乳素腺瘤。

3. 影像学检查

经上述检查，未明确病因或血 PRL＞100μg/L 均应行鞍区影像学检查（MRI 或 CT），以确定是否存在压迫垂体柄或分泌 PRL 的颅内肿瘤及空蝶鞍综合征等。

高催乳素血症诊断流程见图 9-1。

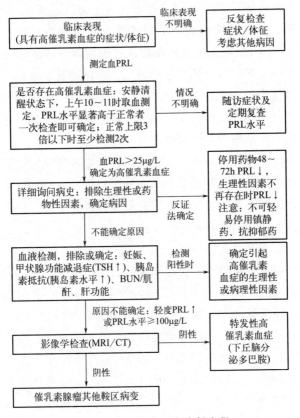

图 9-1　高催乳素血症诊断流程

三、治疗

高催乳素血症的治疗目标是控制高催乳素血症、恢复女性正常月经和排卵功能及改善其他症状（如头痛和视功能障碍等）。

在确定高催乳素血症后，首先要决定是否需要治疗。垂体催乳素大腺瘤及伴有闭经、泌乳、不孕不育、头痛、骨质疏松等表现的微腺瘤都需要治疗；仅有血PRL水平增高而无以上表现，可随诊观察。其次是决定治疗方案，选择哪种治疗方法。垂体催乳素腺瘤不论是微腺瘤还是大腺瘤，都可以首选多巴胺激动药治疗；对于药物疗效欠佳，不能耐受药物不良反应及拒绝接受药物治疗的患者可以选择手术治疗。

治疗方法的选择，医生应该根据患者自身情况，如年龄、生育状况和要求，在充分告知患者各种治疗方法的优势和不足的情况下，充分尊重患者的意见，帮助患者作出适当的选择。

1. 药物治疗

溴隐亭是第一个在临床应用的多巴胺激动药。为了减少药物不良反应，溴隐亭治疗从小剂量开始渐次增加，即从睡前 1.25mg 开始，递增到需要的治疗剂量。如果反应不大，可在几天内增加到治疗量。常用溴隐亭刚开始每日 1 次，每次 1.25mg，1 周后每日 1 次，每次 2.5mg。每月测定血 PRL 1 次，剂量的调整依据是血 PRL 水平。达到疗效后可分次减量到维持量，每月减量一次，一次减少原剂量 1/3～1/2，直到最小维持剂量。溴隐亭最大量每日小于10mg。溴隐亭治疗可以使70%~90%的患者获得较好疗效，表现为血PRL降至正常、泌乳消失或减少、垂体腺瘤缩小、恢复规则月经和生育。

应注意的是，溴隐亭只是使垂体催乳素腺瘤可逆性缩小、抑制肿瘤细胞生长，长期治疗后肿瘤出现纤维化。但停止治疗后垂体催乳素腺瘤会恢复生长、导致高催乳素血症再现，因此需要长期治疗。只有少数病例在长期治疗后达到临床治愈。

溴隐亭的不良反应主要是恶心、呕吐、头晕、头痛、便秘，多数病例短期内消失。由小剂量起始逐渐加量的给药方法可减少不良反应。如在增加剂量时出现明显不耐受现象，可减少递增剂量。大剂量时可能发生雷诺现象和心律失常。该药最严重的不良反应是初始剂量时少数患者发生直立性低血压，个别患者可出现意识丧失，故开始时剂量一定要小，服药时不要做那些可使血压下降的活动如突然起立、热水淋浴或泡澡。溴隐亭治疗期间不要同时使用致血PRL升高的药物。长期服用高于30mg/d剂量时，个别患者可能发生腹膜后纤维化。

约10%的患者对溴隐亭不敏感，疗效不满意，还有部分患者不耐受溴隐亭，可能会出现严重头痛、头晕、胃肠道反应、便秘等持久不消失、不能耐受治疗剂量的溴隐亭，以上情况可更换其他药物或手术治疗。

其他药物包括卡麦角林和喹高利特，都是具有高度选择性的多巴胺D_2受体激动药，是溴隐亭的换代药物，抑制 PRL 的作用更强大而不良反应相对减少，作用时间更长。对溴隐亭抵抗（每日 15mg 溴隐亭效果不满意）或不耐受溴隐亭治疗的催乳素腺瘤患者改用这些新型多巴胺激动药仍有 50% 以上有效。喹高利特每日服用 1 次，每次 75～300μg；卡麦角林每周只需服用 1～2 次，常用剂量 0.5～2.0mg，患者顺应性较溴隐亭更好。

2. 手术治疗

由于垂体的解剖位置以及在内分泌方面的重要作用，垂体腺瘤可以出现由于肿瘤压迫和下丘脑-垂体轴功能紊乱而导致局部或全身各系统功能紊乱，治疗起来有一定的困难。近年来，随着神经导航及内镜等仪器设备的发展及手术微创技术水平的提高，经蝶窦入路手术更精确、更安全、损伤更小、并发症更少。因此，经蝶窦入路手术也是垂体催乳素腺瘤患者除药物治疗之外的另一选择。

手术适应证包括：①药物治疗无效或效果欠佳者；②药物治疗反应较大，不能耐受者；③巨大垂体腺瘤伴有明显视力视野障碍，药物治疗一段时间后无明显改善者；④侵袭性垂体腺瘤伴有脑脊液鼻漏者；⑤拒绝长期服用药物治疗者。手术也可以治疗复发的垂体腺瘤。在药物治疗之前或之后也可以采用手术治疗。

3. 放射治疗

由于手术与药物治疗的发展，各种垂体瘤的放射治疗病例已越来越少。随着立体定位放射外科（伽马刀、X 刀、质子射线）的发展，文献中对部分选择性的催乳素腺瘤患者采用立体定向放射治疗的报告日渐增多。综合文献报告，放射治疗主要适用于大的侵袭性肿瘤、术后残留或复发的肿瘤；药物治疗无效或不能耐受药物治疗副作用的患者；有手术禁忌或拒绝手术的患者以及部分不愿长期服药的患者。

高催乳素血症治疗流程见图 9-2。

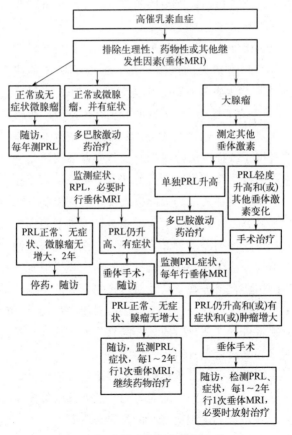

图 9-2　高催乳素血症治疗流程

四、高催乳素血症患者的妊娠相关处理

基本的原则是将胎儿对药物的暴露限制在尽可能少的时间内。

未治疗者，催乳素微腺瘤患者妊娠后约 5％ 的患者会发生视交叉压迫，而大腺瘤患者妊娠后出现这种危险的可能性达 25％ 以上。

在妊娠前有微腺瘤的患者应在明确妊娠后停用溴隐亭，因为肿瘤增大的风险较小。停药后应定期测定血 PRL 水平和视野检查。正常人妊娠后 PRL 水平可以升高 10 倍左右，患者血 PRL 水平显著超过治疗前的 PRL 水平时，要密切监测血 PRL 及增加视野检查频率。一旦发现视野缺损或海绵窦综合征，立即加用溴隐亭可望在 1 周内改善缓解。若不见好转，应考虑手术治疗。

对于有生育要求的大腺瘤妇女，需在溴隐亭治疗腺瘤缩小后方可允许妊娠；所有患垂体催乳素腺瘤的妊娠患者，在妊娠期需要每 2 个月评估一次。妊娠期间肿瘤再次增大者给予溴隐亭仍能抑制肿瘤生长，但整个孕期须持续用药直至分娩。药物对母亲和胎儿的影响可能比手术小。药物治疗需要严密监测。对溴隐亭没有反应及视力视野进行性恶化时应该经蝶鞍手术治疗并尽早终止妊娠（妊娠接近足月时）。

高催乳素血症、垂体催乳素腺瘤妇女应用溴隐亭治疗，妊娠后自发流产、胎死宫内、胎儿畸形等发生率在 14％ 左右，与正常妇女妊娠的产科异常相近。

没有证据支持哺乳会刺激肿瘤生长。对于有哺乳意

愿的妇女，除非妊娠诱导的肿瘤生长需要治疗，一般要到患者想结束哺乳时再使用多巴胺激动药。

尽管妊娠前的放疗（随后用溴隐亭）将肿瘤增大的危险降到只有 4.5%，但放疗很少能够治愈。放疗还可以导致长期的垂体功能低下，所以这种治疗方法的可接受性较小，不建议使用。

第十章

绝经综合征

一、概述

绝经（menopause）是女性生命历程的重要里程碑，是女性从生育期到老年期过渡过程中的一个重要标志。绝经综合征（menopause syndrome）指妇女绝经前后出现性激素波动或减少所致的一系列躯体及精神心理症状。

传统上，将绝经前后的时期称为更年期，可开始于40岁左右，历时10余年至20年。由于更年期的含义笼统，表达绝经过程的特征不够确切，WHO人类生殖特别规划委员会于1994年提出为便于研究工作中的比较，建议不采用"更年期"的提法，而推荐对绝经有关的术语定义如下。因"更年期"一词概括面广，易于理解，方便医患交流，且已沿用数百年，在临床实践中仍会不时出现。

（1）自然绝经（natural menopause）指由于丧失卵泡功能而导致月经永久性停止。无其他明显的病理性或生理性原因，连续闭经12个月，则认为自然绝经。

追溯最后月经确认。自然绝经的年龄在西方国家大约为51岁,我国妇女平均绝经年龄为48.4岁。判断绝经尚不存在独立的生物学指标。

(2)围绝经期(perimenopausal period) 指绝经前后的一段时期,应包括即将绝经前的这一时期(即出现接近绝经的内分泌学、生物学和临床特征时起)和绝经后的第一年。

(3)绝经过渡期(menopausal transition period)月经开始改变(卵巢功能开始衰退)至最后一次月经。

(4)绝经前期(premenopause) 这一术语的应用不十分清楚,它或指绝经前的1~2年,或指绝经前的整个生育期。专家组推荐在后一种意义上使用这一术语,即绝经前期包括整个生育期直到最后一次月经。

(5)人工绝经(induced menopause) 指手术切除双侧卵巢(切除或保留子宫)或医源性的原因丧失卵巢功能(如化学治疗或放射治疗)后月经终止。

(6)单纯子宫切除(simple hysterectomy) 手术切除子宫,但至少保留一侧卵巢,用于那些手术后卵巢功能可以维持一段时期的妇女。

(7)绝经后期(postmenopause) 定义为最后一次月经后的时期,不论是人工绝经还是自然绝经。

(8)过早绝经(premature menopause) 即卵巢早衰,以40岁作为临界值,将40岁以前绝经称为过早绝经。

绝经有关各期的划分见图10-1。

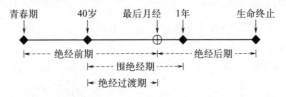

图 10-1　绝经有关各期的划分

2001 年生殖老化分期研讨会（Stage of Reproductive Aging Workshop，STRAW）综合考虑了月经周期、内分泌、症状、生育、影像学等几个方面，发表绝经过渡期分期如下：

绝经前：规律的月经周期，周期长度无变化。

绝经过渡期早期：有一个月经周期长度发生改变（改变≥7 天）。

绝经过渡期晚期：停经 2～11 个月。

绝经后：闭经≥12 个月。

理解妇女生殖衰老过程中绝经过渡期阶段的重要意义在于提高健康水平，并对有绝经症状或需预防绝经后发生慢性疾病风险的妇女提供最及时的治疗。

绝经即是最后一次月经来潮，是一个回顾性的诊断，绝经 5 年内的阶段常被称为绝经早期，5～10 年被认为是绝经中期，之后称为绝经晚期。绝经前，血清中 E_2/E_1（雌二醇/雌酮）大于 1.0；绝经后，该比值倒转，雌酮（E_1）成为雌激素的主要形式。雌激素的缺乏带来了许多系统与器官的变化。

1. 生殖系统的变化

雌激素缺乏导致泌尿生殖道的萎缩性改变。绝经后皮肤弹性退化，皮肤干皱，有时伴瘙痒，严重时可发生皲裂等。阴道口缩小，大小阴唇、阴阜皮下脂肪减少，黏膜变薄。阴道皱襞及弹性组织减少，阴道变窄。阴道黏膜上皮发生萎缩性变化，黏膜脆薄，常有毛细血管破损所致不规则点状出血或血性分泌物。阴道上皮细胞内糖原含量减少，阴道乳酸杆菌消失，酸度逐渐降低，有利于其他病菌生长，可发生萎缩性阴道炎或老年性阴道炎。子宫随着绝经时间延长而逐渐缩小、重量减轻、内膜变薄、腺体及螺旋血管减少，并不再有周期性改变。宫颈萎缩、黏液分泌少，宫颈鳞状上皮层变薄，极易受伤出血。鳞柱状上皮细胞交界区常退缩至宫颈管内，亦有宫颈管发生狭窄，甚至堵塞，导致宫腔积液。提肛肌等盆底肌肉张力减低，支托子宫和膀胱的韧带以及主韧带等结缔组织失去弹性与坚韧度，而使盆底组织弹性日益减弱，支持力下降，因而可发生阴道前后壁膨出、子宫脱垂及尿失禁等。

2. 第二性征变化

随着年龄增加，出现第二性征的退化，乳房萎缩下垂。与雌激素下降相比，雄激素水平下降较少，少数妇女声音变低沉或有多毛现象。

3. 泌尿系统的变化

尿道上皮变薄，引起萎缩性尿道炎，尿道弹性消失，有时有浅表溃疡、慢性炎症、肉芽肿及溃疡性变化，结果可形成尿道肉阜。盆底肌肉松弛，阴道前壁膨出，子宫下垂，尿道周围支持组织变弱，可使尿道及膀胱移位，膀胱出口关闭不全，尿道后角改变。这些解剖上的改变使膀胱、尿道功能下降，残余尿增加；绝经后膀胱容量减少，引起尿频、尿急，夜尿增多。老年妇女约64%出现夜尿次数增加，12%出现尿失禁。其他可有排尿困难、尿道灼热及反复发作的泌尿系统感染等。

4. 心血管及代谢改变

（1）脂质代谢的改变　绝经后妇女血清总胆固醇（TC）、甘油三酯（TG）、低密度脂蛋白胆固醇（LDL-C）浓度上升，高密度脂蛋白胆固醇（HDL-C）浓度下降，TC/HDL-C 比值上升，故动脉粥样硬化和冠心病的发病率增高，此外尚有血管神经功能不稳定，伴有糖代谢异常、肥胖、高血压等病的增多，直接或间接影响脂质代谢和血管壁的完整性。

（2）凝血因子的改变　在绝经后妇女中，纤维蛋白原、凝血因子Ⅶ等促凝因子水平增加，同时抗凝血酶Ⅲ、纤溶酶原及蛋白 C、蛋白 S 等抗凝物的水平升高。

（3）血管调节功能改变　绝经后体内促血管扩张的前列腺素产物减少，内皮素水平增高，血管内皮舒张因子——NO 合成减少，以上因素共同造成血管舒张功能受限、血管阻力增加、心输出量减少及血流速度降低。

绝经后妇女心血管疾病（cardiovascular diseases，CVD）是绝经后妇女死亡的主要原因，明显高于癌症、脑血管疾病、肺部疾病、感染性疾病、糖尿病等。绝经前女性的心血管疾病风险低于男性，一旦绝经，女性心血管疾病的风险将持续、快速增加，与男性相似。这些现象提示绝经前后雌激素的改变与 CVD 发生相关。

5. 神经系统的改变

脑组织的血流量从 40 岁开始渐渐减少，老年人可出现大脑皮质萎缩，脑重量减轻，脑回变平，脑沟增宽。神经核团中神经元退化、变性，神经递质、神经生长因子分泌减少，神经元的轴突变短，神经元之间的联系减少，神经元上的雌激素受体数量也减少。β-内啡肽、5-羟色胺水平下降，引起脑内 β 淀粉样蛋白沉淀增加，导致老年斑块的形成增多，故反应迟钝，近期记忆减退。

6. 骨代谢的改变

雌激素减少对骨的主要作用是增加破骨细胞活性，导致骨吸收增加，骨丢失加快。最终使妇女发生绝经后骨质疏松症。

7. 其他

由于胶原蛋白的丢失，出现皮肤弹性下降、皱缩，毛发干枯脱落等。

二、诊断

1. 临床表现

（1）月经的紊乱　通常发生在绝经过渡期，表现为月经周期不规则，经期延长或淋漓不尽及经量增多或减少，有可能导致贫血、感染等，影响了生活质量。也有 10% 的患者无任何形式的月经紊乱直接进入绝经。

（2）血管舒缩障碍症状　指潮热、潮红及出汗，典型表现为自胸部向颈面部扩散的阵阵上涌的热波，同时上述部位皮肤有弥散性或斑片状发红，伴有出汗，汗后畏寒，也可伴有心悸、烦躁、头晕等。发作时心跳加快，血压升高，常因情绪激动使发作加重。如发生在晚上、夜间潮热伴出汗常被称为盗汗，可能会影响到睡眠。潮热是围绝经期最具特征的症状，是血管舒缩功能不稳定的表现。

（3）生殖、泌尿系统症状　绝经过渡期时症状不明显或很轻，绝经以后，则可出现以下症状。

① 外阴和阴道萎缩、阴道渗出液减少、干燥感、外阴瘙痒、性交疼痛等。子宫萎缩，盆腔内子宫周围韧带及组织松弛，曾生育过多次的妇女容易发生子宫脱垂、阴道壁膨出等，或使原有的症状加重。

② 有尿道膀胱萎缩、弹性减低、肌张力差等变化，可出现尿频、尿急或尿失禁，也易发生尿路感染。这些症状造成妇女情绪烦躁，生活不便，有时几乎达到无法忍受的程度，严重地降低了生活质量。

（4）精神、神经症状　精神症状表现为焦虑、抑郁、早醒、精神不集中、社会适应失调等。神经症状主要为各种自主神经系统功能不稳定症状，如心悸、恶心、眩晕、失眠、乏力、皮肤感觉异常等，常伴随潮热症状。另有1/3的患者有头痛、头部紧箍感、枕部颈部疼痛向背部发射。也有感觉异常，常见的有走路漂浮，登高眩晕，皮肤划痕、瘙痒及蚁走感，咽喉部异物梗阻等。

（5）骨关节症状　如骨关节痛、活动受限等症状。早期疼痛较轻，多在运动时发生，休息后缓解，一般难以明确定位。疼痛与活动有关，休息可减轻疼痛。而活动，尤其是负重性活动可加重疼痛。另外一个常见症状就是晨僵和胶黏感。

(6) 心血管系统症状　主要包括血压不稳定、心悸和"假性心绞痛"，也可能同时出现头昏、头痛、胸闷和心慌等症状。多数患者症状发作时心电图、运动试验和24h动态心电图监测属于正常生理范围。部分妇女可能常有 ST 段压低现象，但是冠状动脉造影结果呈阴性。

(7) 性功能变化　性功能异常，表现为性欲降低、性交痛和性高潮缺乏。由于性功能障碍的原因混杂了生理、心理、社会经济地位、家庭关系、文化等极多因素，甚至生理因素已经退居次要位置，因此，性功能障碍难以治疗。

(8) 其他　围绝经期还可能出现感觉异常，如眩晕等。绝经后皮肤干燥，表皮萎缩，也有雄激素活性增强的表现，如脱发、脂溢性皮炎等。绝经晚期阿尔茨海默病发生增加。

2. Kupperman 评分

对于绝经期的症状，通常采用 Kupperman 评分法来评定，得分越高，说明绝经期症状越重。该评分可以说明症状的严重程度，更重要的是用于各种治疗干预的效果评价。具体标准详见表 10-1。

表 10-1　**Kupperman 评分标准**

症状	基本分[①]	程度评分			
		0	1	2	3
潮热出汗	4	无	<3 次/天	3~9 次/天	≥10 次/天

症状	基本分[①]	程度评分			
		0	1	2	3
感觉异常	2	无	与天气有关	平常有冷热痛麻木感	冷热痛感丧失
失眠	2	无	偶尔	经常,安眠药有效	影响工作生活
情绪波动	2	无	偶尔	经常,无自知觉	自知、不能自控
抑郁、疑心	1	无	偶尔	经常,能自控	失去生活信心
眩晕	1	无	偶尔	经常,不影响生活	影响生活
疲乏	1	无	偶尔	上四楼困难	日常生活受限
骨关节痛	1	无	偶尔	经常,不影响功能	功能障碍
头痛	1	无	偶尔	经常,能忍受	需服药
心悸	1	无	偶尔	经常,不影响	需治疗
皮肤蚁走感	1	无	偶尔	经常,能忍受	需治疗
性生活	2	正常	性欲下降	性生活困难	性欲丧失
泌尿感染	2	无	偶尔	>3次/年,能自愈	>3次/年,需服药

① 在轻、中、重度评分基础上,乘因子4,2,1。

3. 诊断步骤

根据患者年龄、病史、症状及体格检查,诊断较易确定。

(1)病史 仔细询问个人月经史、生育史及避孕史,发病年龄、发病情况、可能诱因,有无甲状腺、肾上腺、肝脏与血液病史,性激素治疗情况等。

(2)体格检查 注意全身营养、精神状况,有无贫血、出血，淋巴结、甲状腺和乳房检查是否正常，盆腹腔有无肿物以及肝脾是否肿大等。

（3）妇科检查　已婚妇女应做三合诊检查，检查有无肿瘤、炎症以及子宫内膜异位症等器质性病变；肛查了解盆腔和直肠情况。

（4）辅助检查

① 阴道脱落细胞涂片：通过阴道上皮细胞成熟指数了解体内雌激素水平，雌激素水平低落时显示底中层细胞为主。

② 性激素测定：围绝经期或绝经过渡期妇女血FSH 和 E_2 水平表现形式多样，其血激素测定的结果应结合其临床特征进行分析。对于单纯子宫切除术后的妇女，结合激素测定结果（FSH 大于 40IU/L，雌激素低于 20pg/mL）即可诊断。

③ 盆腔超声检查：可展示子宫和卵巢全貌，帮助排除妇科器质性疾病。

4. 鉴别诊断

（1）冠心病　绝经综合征患者自主神经功能紊乱使血管舒缩功能失调，会出现心前区疼痛、心悸等酷似冠心病心绞痛的症状，鉴别点如下。

① 心绞痛的特点是胸前下段或心前区突发的压榨性或窒息性疼痛，且向左臂放射，持续时间很少超过10～15min，口服硝酸甘油后 1～2min 内疼痛可缓解或消失。绝经综合征患者心前区疼痛是持续性钝痛，口服硝酸甘油后疼痛不能缓解。

② 心绞痛与体力活动和情绪激动有关，而绝经综

合征与体力活动无关，仅与情绪、精神有关。

③ 心电图检查，冠心病多有改变，绝经综合征无变化。

（2）高血压病　绝经综合征患者出现血压升高者为数不少，但与高血压病不同，其主要鉴别点如下。

① 高血压病患者血压升高呈持续性，收缩压、舒张压都超过正常水平；绝经综合征患者仅收缩压升高，舒张压正常，一天中波动较大，睡眠后血压往往降至正常范围。

② 高血压病患者常伴有头晕、头痛、心悸等心血管症状；而绝经综合征患者则伴有阵热潮红、多汗等自主神经功能紊乱的症状。

③ 高血压病患者常有眼底或心电图改变，绝经综合征患者则有雌激素（或睾酮）水平下降，眼底血管及心电图多无变化。

（3）甲状腺功能亢进症　早期及轻症甲状腺功能亢进症患者多汗、潮热、失眠、易激动、月经紊乱、心慌等临床表现极易被误认为绝经综合征，但甲状腺功能亢进症患者除实验室检查符合甲状腺功能亢进症外，还会出现一些特征性的表现，如突眼、颈前肿大、食欲亢进、大便次数增加、消瘦、心率快、脉压增大，双手和舌体震颤等。

（4）宫颈癌及子宫肿瘤　绝经阶段是宫颈癌和子宫肿瘤好发阶段，因此也应注意，定期做妇科检查，尤其对有持续的月经失调的女性，必要时行宫颈刮片活检和子宫内膜活检便不难排除。

（5）食管癌 有些绝经综合征患者常常感到咽喉部有异物感，吞之不下，吐之不出，但不影响吞咽，虽经各种检查也未能发现器质性病变，这种现象是由于中枢神经系统控制失调，造成自主神经功能紊乱而引起的咽部或食管上段肌肉异常收缩。此时应与食管癌相鉴别，食管癌的症状是进行性吞咽困难，患者多有进行性消瘦，食管钡餐 X 线检查、纤维食管镜或食管拉网检查等可发现病理改变。

（6）精神、神经症状的鉴别 主要与绝经期精神病（老年前期精神病）鉴别。绝经期精神病特点如下。

① 以往无精神病史，发病在绝经期，伴性功能障碍。

② 有绝经期的个性、强迫性或被动依赖性，孤独胆小、多疑、犹豫、喜后悔等。

③ 临床上多有严重焦虑、激动、消极、忧郁、失眠等主要症状，可伴有幻觉等。

三、治疗

绝经的每一个阶段都面临不同的疾病和需要重点关注的问题。首先要加强健康教育，自行调整及适应。另外要改善生活方式，合理膳食，规律锻炼，调整心态，必要时应用临床药物辅助。存在心理问题和困惑时，进行心理辅导和心理咨询。

1. 围绝经期月经紊乱的处理

（1）月经频发 可试用孕激素治疗以延长周期。用药方法：选用一种孕激素，于月经第 3 周连续口服 7～

10 天，停药后等待出血，连续应用 3～5 个周期后停药观察；如停药后月经依旧频繁或者量多时，重复服用，直到停药后不再出血。

（2）月经稀少　月经周期延长并伴有经血量减少，是绝经前常见的月经变化，如能除外病理因素，可以观察，或定期加用孕激素 7～10 天。

（3）不规律子宫出血　为确定不规律子宫出血的原因，应在出血的 12h 之内进行诊断性刮宫术，刮出物行病理检查；如子宫内膜呈增生性改变（单纯性或复合性增生），按"无排卵性异常子宫出血"处理。如为非典型性增生，按癌前病变处理。

（4）闭经　指停经 3～6 个月以上，此时可用孕激素 5～7 天，停药后如出血，将于数日内自然止血（如自发月经）。再停经 2～3 个月后，可以重复用药。如果停用孕激素后不出血，排除妊娠，则表明体内雌激素水平很低，即将进入绝经，不必再用孕激素治疗，因为应用孕激素的目的是避免日后可能发生的不规律子宫出血。

2. 非激素类药物治疗

（1）镇静药　适用于失眠较重的患者。由于改善睡眠，其精神及体力状态将有所改善。一般于睡前服药。如氯氮䓬 10～20mg，地西泮 2.5～10mg，艾司唑仑 1～2mg，苯巴比妥 30～60mg，等。如果日间烦躁不安，精力不支但又不能安静休息者，亦可日间分次服药，剂量减半。

（2）可乐定　为 α 肾上腺受体激动药，口服 0.1～

0.2mg，每日 2 次，可使潮热降低 30％～40％。为避免副作用，一般初用量为 0.05mg，每日 2 次，逐渐增加至 0.1mg，每日 2 次。作用机制是稳定下丘脑体温调节中枢，也可能直接作用于周围血管，阻滞血管扩张而使潮热消失。副作用为头晕及口干。

（3）甲基多巴　每次口服 250mg，每日 2 次，可使潮热减少 20％，作用机制与可乐定相似。有胃肠道副作用，如恶心及呕吐。

（4）抗抑郁药　盐酸氟西汀（百优解）20mg，每日 1 次。盐酸文拉法辛（怡诺思）75mg，每日 1 次。其副作用包括口干、暂时性恶心和食欲轻度下降等。

（5）植物雌激素　依普黄酮 600mg，每日 1 次，主要用于防治骨质疏松。大豆异黄酮软胶囊 500～1000mg，每日 1～2 次。

（6）莉芙敏片　是天然植物药，为药用植物黑升麻中提取的标准提取物制成的制剂，用于缓解潮热、盗汗、失眠、烦躁等症状。每片 0.28g，每次 1 片，每日 2 次。

3. 激素补充治疗

雌激素是女性体内最主要的性激素，不但在生殖器官的发育和功能发挥中起重要作用，还具有广泛的非生殖功能，对全身的多种组织，如骨骼、皮肤、心血管、血液及神经系统的内环境的协调稳定都有影响。理论上，与绝经相关的雌激素缺乏引起的健康问题能通过外源性摄入雌激素得到治疗和缓解，因此产生了雌激素替代疗法（estrogen replacement therapy，ERT），或合用孕激素称为激素补充治疗（hormone replacement therapy，HRT），或者称为绝经激素治疗（menopausal hormone treatment，MHT）。任何临床药物治疗都是"双刃剑"，合适的个体、合适的剂型、剂量及合适的随访调整依然是获得最佳效果的关键。

（1）应用原则　MHT应该围绕选择适宜的人群，适宜的时机，适合个体化剂型和剂量的雌激素，适宜的方法进行随访和监测，以达到最大比例的收益/风险的医疗效果。因此MHT总原则为：个体化方案，应用最小剂量并注意用药后的监测和随访。在绝经过渡期早、中期，以补充孕激素为主，其晚期可联合应用雌激素、孕激素。对已切除子宫、不需要保护子宫内膜的妇女，仅需单用雌激素。对于有子宫的妇女，需要加用孕激素以保护子宫内膜。

① 适应证：影响生活质量的绝经症状，如潮热出汗等血管舒缩症状、泌尿生殖道萎缩等，是MHT最主要的适应证，也是美国FDA批准应用MHT的适应证。可同时用于预防绝经后骨质疏松。目前的证据不主张用MHT进行冠心病的二级和一级预防。也不建议MHT预防或治疗阿尔茨海默病。存在萎缩性泌尿生殖道问题可局部应用雌激素制剂。

② 禁忌证：雌激素依赖性肿瘤，如乳腺癌、子宫内膜癌、黑色素瘤；原因不明的阴道出血；严重肝肾疾病；近6个月内血栓性疾病；红斑狼疮；现患脑膜瘤是使用孕激素的禁忌证。

③ 慎用证：子宫肌瘤、子宫内膜异位症；严重高

血压病及糖尿病；血栓栓塞史、血栓形成倾向及严重的下肢静脉曲张等；胆囊疾病、偏头痛、癫痫、哮喘、垂体催乳素瘤等；母系乳腺癌家族史。

（2）具体使用方法　临床实践中，主要依次考虑：选择恰当的性激素种类、用药途径和剂量。帮助患者做出知情选择，尊重患者选择的意愿，强调临床随访的意义和重要性。

① 决定是否需要 MHT：收集病史信息，进行常规的体格检查，进行必要的辅助检查，确定是否该进行 MHT。

a. 病史：按照妇科内分泌的常规采集病史，尤其要注意患者的主诉，年龄，绝经的过程，月经、孕产、哺乳、避孕，既往患病情况，个人的文化程度、既往职业和生活习惯等。如是否有过青春期和更年期的排卵障碍相关异常子宫出血，是否采用过药物避孕，是否从事长期静坐的工作，有无吸烟、酗酒、吸毒等习惯。这对医生做决策，提供适宜方案，预测治疗效果有帮助。

b. 体格检查：应着重注意身高、体重、血压等项目检查，身材小、体重轻是骨质疏松的高危因素。同时还要进行详细的乳腺视触诊检查及妇科检查，排除生殖系统的器质性病变。病史和查体提供的信息可进一步决定应该做哪些实验室和辅助检查以排除禁忌证。

c. 辅助检查：在绝经过渡期要判断卵巢功能状况，根据病情及条件选查，如血清 FSH、E_2、P、E_1 等激素水平，也可做孕激素撤退试验。可经阴道 B 超测量子宫内膜厚度。乳腺的基础评估非常重要，如用超声、钼靶X线等方式记录下治疗前的乳腺图像。血常规、尿常规、肝肾功能、血脂、血糖等应常规检测，有条件时可查骨密度、凝血因子等。对得到的结果综合分析，判断该患者处于绝经前期、绝经过渡期还是绝经后期；其主诉症状是否与绝经前后性激素变化有因果关系；是否启动MHT；有无MHT适应证；有无MHT禁忌证；患者是否能理解及接受。如果有中、重度的绝经症状，或伴有骨质疏松危险因素者，若无禁忌情况应根据患者的意愿，帮助其做出知情选择。

② 合理选择MHT方案：选择最小有效剂量、个体化的方案是患者获得最大收益，尽可能减少不良反应且有良好依从性的重要手段。通常需考虑以下原则。

a. 绝经过渡期基本以补充孕激素为主。

b. 绝经近期可用序贯联合雌激素、孕激素方案。模拟生理性月经周期，在用雌激素的基础上，每月加用10～14天的孕激素，为服用方便，也可连续性序贯应用雌激素、孕激素。此方式有周期性阴道出血，适用于年龄较轻、绝经早期或愿意有周期性出血的妇女。

c. 完整子宫者应用雌激素加孕激素。连续联合方案能避免周期性阴道出血，适用于年龄较大或不愿意有周期性出血的妇女，但是在应用初期有可能有难以预料的非计划性出血，通常发生在用药的6个月以内，在继续用药后消失。

d. 绝经后期已行子宫切除术者可补充单一雌激素。

e. 乏力、性欲低下明显者也可酌情加用雄激素。

联合应用雌激素、孕激素的方案如图 10-2 所示。

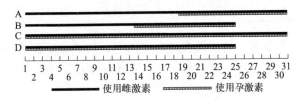

图 10-2 联合应用雌激素、孕激素的方案示意

A—连续序贯法；B—周期序贯法；

C—连续联合法；D—周期联合法

③ 用药途径和药物制剂选择：选择具体的药物、剂量、用药途径等，应从最小的有效剂量开始应用，在随访的过程中进一步调整。性激素可经不同途径使用，需要相应的不同制剂，在体内产生的血药浓度可能不同。目前存在以下途径和制剂。

a. 用药途径

口服途径：以片剂为主，使用简便，升高血中 HDL-C 能力强，但有肝脏首过效应，剂量需要较大，对有肝脏病史者，不宜采用。

经皮使用：避免肝脏首过效应，血药浓度较稳定，适用于有胃肠、肝胆、胰腺疾病的患者和需要避免经肝脏代谢的患者，如严重高血压病、血甘油三酯异常升高、糖尿病、有栓塞史的妇女，但 5% 可能有皮肤反应。该途径 HDL-C 改善较少。该类制剂目前有凝胶、皮下埋植和皮贴等形式。

经阴道用药：用量小，局部生效快，但吸收入血不稳定，主要用于以泌尿生殖道萎缩症状为主诉的妇女。

有霜、片、栓、胶囊、硅胶环及盐悬浮剂。此外有含孕激素的宫内放置环，肌内注射用油剂。

b. 药物制剂

雌激素：首选天然雌激素制剂，如结合雌激素、戊酸雌二醇、雌三醇、雌二醇，其次才考虑人工合成雌激素并且不推荐长期使用。

孕激素：优先选用天然孕酮及 17α-羟孕酮衍生物如甲羟孕酮等。地屈孕酮较接近天然孕酮，在联合应用或复方制剂中使用较多。根据需要可选用有弱雄激素活性的孕激素，如衍生于 19-去甲睾酮的孕激素醋酸炔诺酮，醋酸炔诺酮对内膜转化的效应强，但对肝脏的影响较大。

雄激素：按结构也有天然和人工合成的。天然为佳。

④ 监测与随诊：监测与随诊的目的是了解疗效、副作用及患者对 MHT 的认识，以便及时调整用药，进行解释教育。以争取最好效果，避免不良反应。

a. 观察疗效：从症状的改善（Kupperman 评分法）、阴道脱落细胞学检查、血清 E_2 水平、骨密度的改变等方面观察治疗效果。

b. 监测安全性：复查血压、体重，妇科检查，必要时超声测量内膜厚度、乳腺情况等，注意询问有无乳痛、乳胀、阴道出血等反应，有无新发生的疾病。根据结果，综合评估能否继续 MHT。

一般在开始 MHT 后 4～8 周随诊，以后若无特殊情况可每半年至 1 年 1 次，慎用病例酌情增加随诊次数。

（3）MHT 与相关疾病的风险评估

① 子宫内膜癌：无孕激素对抗的雌激素治疗可引起剂量相关的内膜刺激。任何时间使用口服 ERT，发生子宫内膜癌的相对危险为 3.0 或更高，与使用时间和使用剂量有关，长期应用 10 年以上，相对危险性接近 10 倍。这是因为雌激素可刺激子宫内膜细胞的异常增生，进而可能发展为癌变。通过加用孕激素而消除该副作用，甚至降低癌变的概率。

② 浸润性乳腺癌：浸润性乳腺癌与绝经后 MHT 的相关程度还存在很大争议。MHT，尤其是联用孕激素时，有诱导个别妇女乳腺细胞异常生长和癌变的可能。值得提出的是，虽然这一副作用的发生相对风险存在，但绝对风险很低（发生率小于每年 0.1%，即小于每年每 1000 人中有 1 人），并小于由生活方式因素（如肥胖、酗酒）所带来的风险。

2020 年 WHI（Women's Health Initiative，女性健康倡议）进一步研究发现，结合雌激素（CEE）单药治疗能够明显降低乳腺癌风险，约降低 22%；CEE＋MPA 增加了乳腺癌风险，约增加 28%，但在调整协变量后，CEE＋MPA 对乳腺癌的影响没有统计学意义，且发生乳腺癌的概率为 1/1200，属于罕见不良事件。

③ 血栓：随着年龄的增长，MHT 有可能增加静脉血栓的风险（尽管 60 岁前危险性很小），并与肥胖、血栓形成倾向呈正相关。在 HERS（Heart and Estrogen/Progestin Replacement Study，心脏与雌激素/孕激素替代治疗研究）中发现静脉血栓危险增加约 3 倍，

WHI 研究也验证了深静脉血栓和肺栓塞的危险增加 2 倍左右。故对于近期有血栓及有血栓史者，应禁用或慎用。有数据表明低剂量和极低剂量雌孕激素联用是安全的，并且副作用更少，但这还有待大规模前瞻性试验的数据来证实。透皮雌激素可以避免口服雌激素的风险，作用机制是避免了肝脏首过代谢。

④ 脑卒中：以前的观察性研究和随机对照研究显示不确定的结果，从降低风险、没有风险及增加风险都有报道。WHI 的研究结果表明，使用激素治疗，脑卒中的风险增加 31%，平均 1 万名女性中，脑卒中多 7 例，不同年龄阶段均有同样的现象，主要是增加缺血性脑卒中而不是出血性脑卒中。该风险与年龄、有无心血管疾病等危险因素无关，并且在治疗 1 年后才开始显现，短期应用 MHT 不增加脑卒中危险。

⑤ 冠心病：过去的观察性研究表明 MHT 可降低约 40% 冠心病的发生危险，这也是 20 世纪 90 年代后越来越多的绝经后妇女接受雌激素治疗的原因。目前循证医学证据表明绝经后 MHT 不应用于冠心病的二级预防，较年轻的绝经后妇女应用 MHT，对冠心病可能有一级预防的益处。对小于 60 岁、无心血管病史、近期绝经的女性，开展 MHT 不会引起早期损害并能降低冠心病的发病率和死亡率。年龄大于 60 岁女性的维持治疗应在权衡所有风险及获益之后进行。

⑥ 痴呆：对于由阿尔茨海默病引起的痴呆女性，有限的临床试验证据证实 MHT 并不能改善痴呆症状或延缓疾病进程。

⑦ 消化道疾病：WHI 随机对照试验结果显示，使用 CEE＋MPA 联合治疗，结直肠癌的相对风险（$RR＝0.64$）和绝对风险（9/1000 降至 6/1000）均有所减低。瑞典一项队列研究表明，MHT 治疗者胆囊癌风险是降低的（比值比 $OR＝0.58$）。雌激素可能促进胆囊结石的形成和发展，增加胆囊结石症的发生危险。

（4）药物的种类及各自特点

① 雌激素：雌激素是 MHT 的核心，分天然的、半合成和合成的雌激素，下面仅列出有代表性的几种。

a. 结合雌激素（CEE）系从妊娠马尿中提取的天然雌激素，是多种成分的混合物，硫酸雌酮占 45％～50％。

b. 17β-雌二醇是天然雌二醇，可以口服或经皮使用，经皮使用时避免应用于乳腺和外阴处。

c. 戊酸雌二醇为雌二醇的戊酸酯，在体内代谢为雌二醇起作用。有 0.5mg 和 1mg 的剂型。

d. 炔雌醇是半合成的强效雌激素，为所有避孕药的雌激素成分。在肝脏代谢缓慢，增强了肝脏首过效应，因此不宜长期应用。

e. 阴道局部用药有倍美力霜，每 2g 霜剂含 1.25g 结合雌激素。还有普罗雌烯及雌二醇阴道环等。随泌尿生殖道萎缩状况的改善会逐渐吸收增多。

② 孕激素

a. 口服：有微粒化的孕酮胶囊（安琪坦，Utroges-tan）和合成孕激素的片剂。

b. 非肠道：微粒化孕酮也可经阴道使用，还有孕酮凝胶（Crinone）及含炔诺孕酮的宫内环。注射用有孕酮油剂。

③ 替勃龙：商品名利维爱（Livial）。化学成分为7-甲基异炔诺酮，是人工合成的具有组织特异性的类固醇化合物，在不同的组织分别通过受体激活、酶调节或组织特异性代谢的作用而成为具有雌激素、孕激素、雄激素样活性的代谢产物而发挥作用。利维爱对于阴道上皮、中枢神经、骨组织均呈现雌激素样作用，因此能够缓解雌激素低落引起的症状，预防和治疗骨质疏松，并改善阴道萎缩导致的泌尿生殖道症状。同时由于其有微弱的雄激素样活性，有改善绝经后妇女情绪和性欲的作用。利维爱使用时无需加用孕激素。对乳腺的影响也较小。

4. 中医

（1）中药　常用的中成药有六味地黄丸、杞菊地黄丸、知柏地黄丸、佳蓉片、坤泰胶囊、更年安胶囊等。副作用和毒性作用相对较少。

（2）针灸　其作用机制可能是直接刺激神经末梢，引起神经冲动的发放，产生一种类阿片肽；也可能通过激活下丘脑-垂体轴而起作用。欧洲、瑞典和德国都有研究证明：电刺激针灸对潮热有效。

5. 其他措施

（1）注意运动　规律的体育锻炼可以促进血液循环，增强身体的耐热性，排汗快也有助于增强对气温的适应和调节能力，对于减轻身体潮热等反应效果明显。而且，运动有利于控制体重。

（2）避免烟酒　　酒精和尼古丁的刺激，会造成血压和精神方面的异常变化，故绝经期妇女不宜饮酒、吸烟，咖啡、茶等也应少饮。

（3）放松身心　　当潮热出现时应注意稳定情绪，可采用放松和沉思方式。

第十一章
绝经后骨质疏松症

一、概述

原发性骨质疏松症（primary osteoporosis，OP）是最常见的、全身性的骨骼系统疾病，因峰值骨量低和骨丢失过多引起，好发于绝经后妇女和老年人群，以骨强度下降、骨折风险增加为特征，后果严重，是老年人群致死、致残的常见原因。

绝经和年龄增长是妇女骨丢失的两个重要独立因素。获骨峰值后，随年龄增长，骨缓慢丢失。从将要绝经开始，在增龄影响基础上，绝经有关的骨加速丢失持续10年左右。为此，妇女的骨量要比男性多丢失 15％～20％，因此妇女较早较多地发生骨质疏松症，对绝经后妇女的骨健康，尤其在绝经过渡期晚期和绝经早期，绝经较年龄增加更重要。绝经后骨质疏松的特点是：①伴随绝经的骨加速丢失；②绝经早期骨加速丢失以松质骨为主。

绝经后骨质疏松症（postmenopausal osteoporosis）是多因素性疾病，遗传、生活方式、营养等均与发病有关。具有以下高危因素者易患绝经后骨质疏松症：①白人及亚洲妇女；②骨质疏松阳性家族史或携带致骨质疏松敏感的基因变异者；③钙与维生素 D 摄入不足者；④缺乏体力活动者；⑤大量吸烟及饮酒者；⑥早绝经或绝经前行双侧卵巢切除术者。

二、诊断

1. 临床表现

隐匿发生，未发生骨折之前，往往没有任何症状，一旦发现驼背、身材变矮或骨痛时，常常已经发生了骨折。因此，不能仅靠临床症状进行诊断，疼痛的严重程度的改变可用于判断治疗效果。

（1）骨痛

（2）驼背或身材变矮　当脊椎发生压缩性骨折时出现。

（3）局部压痛或叩击痛　其特点是不伴随局部红肿及发热。

（4）骨折　常发生脊椎、前臂及髋部骨折。

2. 骨密度测定

骨密度（BMD）测定是目前诊断骨质疏松症的主要依据，诊断标准为 BMD 较正常成年人平均值低 2.5 个标准差以上。通常常用 T-Score（T 值）表示，T 值≥ -1.0 为正常，-2.5＜T 值＜-1.0 为骨量减少，T 值≤-2.5 为骨质疏松症。但骨折的发生不仅仅取决于 BMD，还与骨强度有关，骨强度由 BMD 与骨质量组成，因此，诊断方法还有待完善。

双能 X 线吸收法（DXA）是目前认为诊断骨质疏松症及判断疗效的可靠方法。骨超声检查具有既反映骨量又反映骨结构，且无放射线、价格较低、机器易搬动等许多优点，可用于观察病情变化及治疗效果。

3. 骨代谢生化指标测定

（1）骨吸收生化指标

① 尿钙/肌酐比值（Ca/Cr）：骨吸收时骨钙进入血循环，引起血钙升高，之后尿钙升高，故尿钙可以反映骨吸收状况。饮食中的钙含量、肠钙吸收及肾功能情况等影响血及尿钙水平，故特异性不强。

② 尿羟脯氨酸/肌酐比值（HOP/Cr）：尿 HOP 的 50% 为骨胶原的代谢产物。骨吸收增加时，比值升高。

③ I 型胶原吡啶交联物及末端肽：是骨、软骨及其他结缔组织中胶原的代谢产物。骨吸收增加时，血或尿中的含量增多，因为骨组织的转化率远高于软骨及结缔组织，故主要反映骨的吸收状况，其水平不受饮食影响，较尿 Ca/Cr 及尿 HOP/Cr 反映骨吸收的特异性强。目前多测定尿 Pyr/Cr、DPyr/Cr、血的 I 型胶原交联氨基末端肽（NTx）或 C-端多肽（CTx）。NTx 是破骨细胞降解胶原的直接产物，而 CTx 的结构为所有组织中的 I 型胶原所共有，故其特异性较 NTx 差。

④ 血抗酒石酸酸性磷酸酶（TRAP）：TRAP 由破骨细胞合成并直接分泌入血，因而反映破骨细胞的活性，骨吸收增加时，血 TRAP 升高。

（2）骨形成生化指标

① 血清总碱性磷酸酶（tALP）及骨碱性磷酸酶

（bALP）：tALP 由肝及成骨细胞产生，小肠来源者占 25%，空腹时比例减少，肾来源者很少，可以不计，故在肝功能正常时，它可以反映成骨细胞的活性。bALP 只来源于成骨细胞，故特异性强。

② 血清骨钙素（BGP）：BGP 是骨组织中最丰富的非胶原蛋白，由成骨细胞产生，绝经后骨质疏松妇女血中的 BGP 可能升高、降低或正常，取决于其骨形成速率。骨形成刺激药治疗后 BGP 水平升高，而使用骨吸收抑制药后，BGP 水平降低。肾功能不良者，血 BGP 升高（BGP 由肾滤过及降解）。

③ 血清 I 型前胶原羧基端前肽（PICP）：I 型胶原由成骨细胞合成，其氨基端（N 端，PINP）和羧基端（C 端，PICP）延长肽被特异酶切下后，可以测定，反映胶原的合成状况。

4. 鉴别诊断

（1）**多发性骨髓瘤**　骨髓穿刺检查有助于确诊。

（2）**骨转移瘤**　可能发现原发肿瘤。

（3）**骨软化症**　常发生于生育期妇女，其发病与多产及营养不良有关，常有手足抽搐、血钙及血磷降低、血 tALP 升高等改变，骨 X 线片可见骨边界有绒毛状变化。高龄妇女可同时患有骨质疏松症及骨软化症。

（4）**继发性骨质疏松症**　由甲状腺功能亢进症、甲状腺功能减退症、甲状旁腺功能亢进症、糖尿病、库欣综合征、慢性肝病、肾病、严重的营养不良等疾病引起的骨质疏松。某些药物如肾上腺皮质激素、甲状腺激素、促性腺激素释放激素激动剂（GnRH-a）、肝素、化疗药物等也可导致骨质疏松。

三、预防与治疗

原则是防治尽早，预防的意义大于治疗。

1. 预防

（1）提高骨峰值　从儿童期起就注意：①摄入足够的钙量。中国营养学会推荐成人钙的推荐摄入量（RNI）为 800mg/d，50 岁以上为 1000mg/d；成人维生素 D 的 RNI 为 400U/d，65 岁以上为 600U/d。可以通过饮食结合药物补充来实现。②户外运动，接触紫外线可以增加体内合成的维生素 D，有利于肠钙吸收，运动则促进骨骼发育及骨量增加。③避免不良习惯，如吸烟、嗜酒及偏食等。

（2）减少骨丢失率　绝经后雌激素治疗能有效阻止雌激素降低引起的快速骨丢失，可预防绝经后骨质疏松症。如有雌激素应用禁忌，则可使用双膦酸盐类、降钙素类、选择性雌激素受体调节药等。钙虽有轻度的抑制骨吸收作用，但不能单独作为骨吸收抑制药用于绝经后骨质疏松症的防治，而是作为必要的基础治疗。

2. 治疗

已患病者，一方面应防止病情加重，采用减少骨丢失的措施，同时应增加以下措施防止骨折。

① 合用骨形成刺激药，促使骨量增加。

② 预防骨折，即减少跌倒及外伤的机会，如服用镇静药，穿合适的鞋子，活动于不易滑倒的地方，适当锻炼身体以增加平衡能力等。

③ 每日摄入元素钙 800～1200mg，维生素 D 400～600U。

④ 如有可能用髋部护垫，一旦跌倒，可减少髋部骨折机会。

3. 药物

（1）骨吸收抑制药

① 雌激素类：绝经早期（一般指绝经 5 年以内）补充雌激素（ERT），可以预防骨丢失。绝经 5～10 年以后补充也可防止骨量继续丢失。

② 降钙素类：降低脊椎骨折发生率，但对髋部骨折率和非椎体骨折的影响小。此外，它有中枢性镇痛作用，故特别适用于已发生骨折及伴随疼痛的患者。制剂、用量及用法如下。

a. 鲑鱼降钙素（miacalcic）：是人工合成的鲑鱼降钙素。有注射剂及鼻喷雾剂两种。注射剂：每支含 50U 或 100U，皮下注射，每日 1 次，长期应用。为减少用药量，可连续注射 7～10 次，此时骨痛已经减轻，再改为隔日 1 次，或每周 2 次，乃至每周 1 次，应用时间长者，对预防骨折有意义，短期应用的目的是缓解疼痛。鼻喷雾剂：每喷 1 次，药量为 50U。根据病情需要，每日喷 1～2 次（即喷一个或两个鼻孔）。一般初用时，每日喷 2 次，维持量为每日 1 次。因鼻黏膜的吸收率较低，现倾向于使用大剂量，即每日喷 200U，维持量为100U。

b. 鳗鱼降钙素（elcatonin）：是半人工合成的鳗鱼降钙素，每支 10U 或 20U，肌内注射，每周 1 次（20U）

或 2 次（10U）。日本报道，每周注射 20U，连续使用 6 个月后，骨量增加。如为镇痛，只需用药 3 个月。

降钙素的副作用比较少见，少数患者出现短暂的面部潮红、恶心、呕吐，不需处理可自然消失。因降钙素是多肽，事先应做皮肤过敏试验，长期应用可能产生抗体而发生耐药性。

③ 双膦酸盐类：应用最广泛的抗骨吸收抑制剂。双膦酸盐类药物在骨重吸收期间虽然可以被破骨细胞移除，但其却不会随骨骼新陈代谢而排出体外，被矿化组织重新结合。因此，双膦酸盐类药物在骨骼系统中至少可以保持长达 10 年之久。在骨骼亲和力的紧密程度上依次增加的药物顺序是：利塞膦酸钠、伊班膦酸钠、阿仑膦酸钠和唑来膦酸钠。

服用双膦酸盐类制剂的注意事项：双膦酸盐类口服吸收率低，为保证吸收，须晨起空腹清水送服，服药后 30min 内不能进食和平卧（每月口服的伊班膦酸钠至少需 60min）。因为含氮双膦酸盐可刺激食管，需大杯清水送服且进食前不能平卧。口服双膦酸盐类不能用于活动性上消化道疾病患者。

④ 选择性雌激素受体调节剂（selective estrogen receptor modulator，SERM）：是指一类结构多样的化合物，可与雌激素受体（ER）紧密结合，在不同的靶组织依据细胞种类和激素环境的不同，可以表现为雌激素激动剂（骨组织和心血管系统）或拮抗剂（乳腺和特定情况下的子宫内膜）的作用。

盐酸雷洛昔芬：用量为每日 60mg。

⑤ 维生素 D：对骨代谢的影响比较复杂，但因维生素 D 的重要作用是促进肠钙吸收，而常与钙剂合用。维生素 D 制剂及其用量如下。

a. 维生素 D：安全用量为每日 400U，经肝、肾的 α-羟化酶转变为 $1,25\text{-}(OH)_2D_3$ 后才有生物活性。故肝或肾功能不正常者，效果不好。

b. 阿法骨化醇（alfacalcidol）：商品名为阿法 D_3，作用强度为活性维生素 D 的二分之一，用量常为每日 $0.5\sim1.0\mu g$，适用于肾功能不良者。

c. 骨化三醇（calcitriol）：为活性维生素 D，在体内直接发挥作用。用量为每日 $0.25\sim0.5\mu g$，适用于肝、肾功能不良者。

维生素 D 的副作用较少，活性维生素 D 可能引起高钙血症，短期内可能损害肾功能，但恢复较快。其唯一的禁忌证是高钙血症。

⑥ 钙剂：只有轻微的骨吸收抑制作用，通常作为各种药物治疗的辅助或基础用药。各种钙制剂含有的元素钙量不同（见表 11-1），应选择含量高的钙制剂。

表 11-1　各种钙制剂中的元素钙含量

制剂	元素钙浓度	1000mg 元素钙的制剂/g
碳酸钙	40%	2.6
磷酸钙	31%	3.2
乳酸钙	13%	7.7
枸橼酸钙	7%	14.3
葡萄糖酸钙	9%	10.0

钙制剂的副作用：主要为便秘，少数可发生腹胀及食欲下降。一般在服用初期出现，继续服用后可自然减轻。饭后服用对食欲影响较小，增加食物中的纤维素成分可以缓解便秘。长期过量服用钙剂可导致肾结石发生率的增加。

咖啡因和酒精可能会影响钙质吸收。

（2）骨形成刺激药　甲状旁腺激素（PTH）由甲状旁腺分泌，应用基因重组人工合成的 rhPTH1-34（teriparatide，特立帕肽）证明，它是一种很强的骨形成刺激药，其效果是增加骨量，改善骨的微结构，增加对骨折的抵抗，以及维持皮质骨质量。适合于严重的绝经后骨质疏松症患者。

（3）雷奈酸锶　是具有重要意义的新一代抗骨质疏松药，既能抑制骨吸收也能促进骨形成，是骨形成和骨吸收的解偶联剂，对降低骨折风险、增强骨强度和骨密度有肯定疗效（可降低 41%～49% 的脊椎骨折风险，并可使脊椎骨矿物质密度增加 6.8%）。该药耐受性好，副作用与安慰剂相当。雷奈酸锶常见的不良反应包括：恶心、腹泻，以及轻度、一过性的肌酸激酶升高。其禁用于血栓栓塞性疾病的高危人群。

（4）地舒单抗（denosumab）　是一种特异性靶向核因子-κB受体活化因子配体（RANKL）抑制剂，它可以阻止 RANKL 和其受体物质结合，抑制破骨细胞活化和发展，减少骨吸收，增加骨密度。地舒单抗每 6 个月单次剂量 60mg 皮下注射给药一次。

第十二章

肥胖症

一、概述

肥胖症（obesity）是体内脂肪堆积过多和（或）分布异常、体重增加，是包括遗传因素和环境因素在内的多种因素相互作用所引起的慢性代谢性疾病。与年龄、性别、家族史、饮食习惯（贪食、多食、睡前进食等）、运动量和精神因素有关。

临床上绝大多数肥胖症无明确的病因，称为单纯性肥胖。很少部分有病因可循，称为继发性肥胖。

1. 单纯性肥胖

无明显的内分泌及代谢性疾病，常有家族史，缺乏运动，脂肪分布均匀，皮肤可以出现皮纹。伴有月经不调者，因卵巢包膜肥厚，皮质下为多数不同程度发育的囊性滤泡占据，组织学变化很像多囊卵巢综合征，当体重下降后，月经恢复，卵巢变化消失。

2. 继发性肥胖

（1）肥胖生殖无能综合征　常因下丘脑-垂体外伤、肿瘤、炎症等损伤所致。以肥胖和生殖器不发育为主要表现。

（2）皮质醇增多症

① 大多数病例有向心性肥胖，脂肪沉积部位主要在颜面部、颈部和躯干部，四肢不受影响，表现为满月脸、水牛背。

② 皮肤紫纹，主要分布在下腹和大腿。

③ 多数有高血压病，女性可有闭经，月经过少，性欲减退，多毛，声音嘶哑等。

④ 钙磷代谢障碍，骨质疏松，甚至病理性骨折。

（3）甲状腺功能减退症　有典型的臃肿面容，体重增加，黏液性水肿与肥胖并存，皮肤苍白，心率变慢。T_3、T_4 下降，甲状腺摄碘率下降。

（4）胰岛 B 细胞瘤　产生症状的主要原因是血糖过低，因多食而肥胖。

（5）多囊卵巢综合征　月经失调、不孕、多毛、痤疮、肥胖、黑棘皮症等。

（6）遗传性疾病

二、诊断

详细询问病史，包括个人饮食、生活习惯、体力活动、家族史、引起肥胖的用药史、引起继发性肥胖疾病史等。并发症和伴发病要进行相应检查，如糖尿病、血脂异常、高血压、冠心病、代谢综合征等。

1. 体脂测定

用仪器测量人体脂肪量是判定肥胖的最确切的指标，为人体脂肪的绝对含量（kg）或可表示为脂肪占体重百分率（fat％）。fat％的正常范围：女性为 20％～25％，男性为 15％～18％。肥胖的标准是男性>20％，女性>30％。

2. 体重指数

体重指数（BMI）=体重（kg）/身高^2（m^2）。BMI 简便、实用，临床上最常用来评价体重和进行肥胖程度分类。亚洲成人根据 BMI 对体重的分类见表 12-1。

表 12-1　亚洲成人根据 BMI 对体重的分类

分类	BMI/（kg/m^2）	相关疾病的危险性[①]
体重过低	<18.5	低（但其他疾病危险性增加）
正常范围	18.5～22.9	正常
超重	≥23	
肥胖前期	23～24.9	增加
轻度肥胖	25～29.9	中度增加
中度肥胖	≥30	重度增加

① 相关疾病：糖尿病、高血压病、冠心病。

三、治疗

1. 单纯性肥胖

（1）改变饮食习惯

（2）增加体力劳动，坚持运动

（3）药物治疗　仅选做短期辅助治疗。

① 食欲抑制药：安非拉酮、右苯丙胺、芬特明。

② 代谢增强药：常用甲状腺激素制剂，如干甲状腺片。

③ 人胰高血糖素样肽-1（GLP-1）类似物：2021

年 6 月，美国 FDA 批准了司美格鲁肽用于肥胖或超重成人的慢性体重管理。

2. 继发性肥胖

继发性肥胖往往为某种疾病的一种体征，故需查找病因，积极治疗原发疾病。

第十三章

多毛症

一、概述

多毛症 (hirsutism) 是指女性与同族同年龄的女性相比，出现过量的毛发，或其本人毛发情况与病前相比出现明显的变化。所谓多毛，是原有软毛向硬毛转化的结果，是许多疾病的临床表现之一。多毛症的病因有卵巢因素和肾上腺因素，也可见于靶器官局部雄激素异常所致的多毛。

二、诊断

1. 病因分类

（1）卵巢因素

① 多囊卵巢综合征：临床上引起女性多毛的最常见原因。

② 分泌雄激素的肿瘤：含睾丸母细胞肿瘤（亦称为支持细胞-间质细胞瘤），是男性化卵巢肿瘤最常见的一种。

（2）肾上腺因素

① 先天性肾上腺皮质增生症：21-羟化酶缺陷症。

② 肾上腺皮质功能亢进症：又称为库欣综合征。主要表现为满月脸、向心性肥胖、多血质面容、皮肤紫纹、痤疮、高血压、骨质疏松、多毛、男性化、月经失调等。

（3）特发性多毛　目前认为本病为外周组织中雄激素代谢异常，主要在毛囊皮脂腺部位。

（4）药物性因素　具有雄激素作用的达那唑、孕激素、苯妥英钠、糖皮质激素可导致出现多毛症状。

2. 辅助检查

（1）激素测定。对多毛症患者，应检查血中睾酮（T）、卵泡刺激素（FSH）、黄体生成素（LH）、雌二醇（E_2）、硫酸脱氢表雄酮（DHEAS）、催乳素（PRL）、17-羟孕酮、胰岛素等。

① T升高，可初步考虑为肾上腺或卵巢原因。

② LH或LH/FSH升高，可能是多囊卵巢综合征。

③ DHEAS升高，常为肾上腺性。

④ DHEAS正常但T明显升高，多为卵巢性。

（2）疑有库欣综合征，应做小剂量地塞米松抑制试验。

（3）先天性多毛症可做染色体检查。

（4）X线检查、B超、CT、MRI等。

三、治疗

多毛症的处理，关键是找出病因才能做针对性治疗。

1. 病因治疗

针对不同的病因，针对性治疗。

2. 抗雄激素疗法

① 炔雌醇环丙孕酮片（达英-35），月经第 5 天服用，每日 1 片，连用 21 天，撤药性出血第 5 天重复下一周期，服用半年以上。

② 氟他胺：$250\sim500\,mg/d$，连服 $6\sim12$ 个月。

③ 螺内酯：剂量范围 $75\sim200\,mg/d$。

④ 非那雄胺：常用剂量为 $5\,mg/d$。

3. 其他

手术治疗；机械性去除毛发。

第十四章

痛 经

一、概述

超过半数的妇女在月经前后会有腹部疼痛，多数并不严重。但是，当这种疼痛严重，影响了她们的正常工作或生活时，称为痛经（dysmenorrhea）。一般将痛经分为两种类型，即原发性痛经和继发性痛经。原发性痛经更为常见，指的是月经来潮时出现的子宫痉挛性疼痛，无任何病理学上的原因，可以包括任何程度的疼痛感觉。原发性痛经被认为是由前列腺素和花生四烯酸的异常分泌引起的子宫异常收缩导致的。子宫收缩使得子宫血流减少，子宫组织细胞缺氧。继发性痛经也是月经期出现的盆腔疼痛，同时存在盆腔器官如子宫、卵巢等的器质性疾病或结构异常。

1. 原发性痛经

（1）前列腺素合成与释放异常　主要与月经期子宫内膜前列腺素含量增高有关。前列腺素含量高可引起子宫平滑肌过强收缩，血管痉挛，造成子宫缺血、乏氧状态而出现痛经。

（2）子宫收缩异常　子宫平滑肌不协调收缩及子宫张力变化。

（3）精神、神经因素

（4）个体痛阈及遗传因素

2. 继发性痛经

与子宫内膜异位症、盆腔炎症、子宫肌瘤、宫腔粘连及宫颈狭窄、盆腔淤血综合征、宫内节育器所致的损伤、感染及宫腔不匹配等有关。

痛经的高危因素有：年龄＜30岁，低体重指数，吸烟，月经周期长，月经量多，未产，精神压力较大，经前紧张征，有精神疾病。较早生育，经常锻炼，口服短效避孕药不增加痛经的发生率。

二、诊断

如果同时具备以下三点，可以诊断为原发性痛经：①明确的痛经史；②典型的经期腹痛及伴随症状；③基本无阳性体征和特异性实验室检查结果。

痛经的典型症状是月经期时出现的下腹部疼痛。疼痛可以是阵发性的、痉挛性的，有时被形容成类似"分娩阵痛"。疼痛出现在月经开始前数小时或阴道出血的同时，于月经来潮的24～36h达到峰值，只持续2～3天。疼痛可以放射至大腿内侧，还可以同时出现以下伴随症状：下腹和腰骶的坠胀感、腹泻、恶心、呕吐、头痛、眩晕等。在某些严重的病例中，可以表现为急性腹痛，甚至与异位妊娠的腹痛相混淆。由于原发性痛经只发生在有排卵的月经周期，因此，患者一般在初潮后半年内出现症状，如果痛经出现的时间在初潮后 1 年以上，应当首先除外有继发性痛经的可能。

三、治疗

原发性痛经的治疗目标是缓解症状。

1. 药物治疗

（1）前列腺素抑制药

① 非甾体抗炎药（nonsteroidal anti-inflammatory drugs，NSAIDs）：此类药物包括阿司匹林、布洛芬、奈普生等。NSAIDs 通过两方面的作用达到治疗目的：a. 通过抑制环氧化酶来降低前列腺素的生成和释放；b. 在中枢神经系统发挥镇痛作用。但是 NSAIDs 不影响子宫内膜的变化。药物最好在疼痛发作之前使用，例如，在月经开始时或开始前 1～3 天服用。使用剂量应当足够，有必要先只单用一种药物，直到找到其有效剂量最大值，即每日最大安全用量。这样就可以有效地完全缓解经期疼痛。使用此类药物时，大约有 2/3 的妇女疼痛得到缓解。这类药物中，没有证明哪一种更加有效。

副作用和禁忌证：有 15%～16% 的服用者会出现药物的副作用，常见胃肠道反应，如恶心、呕吐、腹胀和胃灼热感；中枢神经系统症状；肾损害；肝损害；支气管痉挛。由于药物服用时间较短，服用者多数为年轻患者，因此耐受性相对较好。可以选择饭后服用，减少对胃肠道的刺激。妊娠妇女，或患者有过消化道出血史、消化道穿孔史，或同时患有溃疡病、哮喘、凝血功能障碍、肝肾功能异常或对此类药物过敏时，禁忌使用。

② COX-2选择性抑制药：在花生四烯酸转化为环内过氧化物的过程中，需要环氧化酶的催化作用。已知有两种环氧化酶，即环氧化酶Ⅰ和环氧化酶Ⅱ。非甾体抗炎药可以同时抑制这两种物质，从而减少月经期前列腺素的释放，并减少子宫高张力。此类药物包括罗非考昔、伐地考昔、芦米考昔等，它们都对治疗原发性痛经有效。理论上讲，环氧化酶Ⅱ抑制药特异性更高，不会诱发消化道溃疡。当痛经并同时患有消化道溃疡时可以选择本类药物。但是也存在其他相应的一些副作用，主要的问题是它们对心血管系统的安全及心血管保护系统方面的影响。

（2）甾体激素类

① 口服避孕药（oral contraceptives）：对于有生育要求的患者，口服短效避孕药是二线用药。与非甾体抗炎药相比，口服避孕药需要在月经周期中每日服药。它的镇痛机制与前者不同。主要有两方面作用：a. 抑制排卵；b. 减少子宫内膜的厚度，这样可以减少前列腺素的分泌达到无痛经水平。口服避孕药对65%～90%的原发性痛经患者有效。任何一种避孕药都可以有效缓解痛经。口服避孕药的副作用有：头痛、恶心、腹痛、腹胀、焦虑、孤独感、体重增加、痤疮等，它们对人体没有太大影响，而且是非特异性的。严重的副作用还包括静脉血栓、心肌梗死和休克等，极为罕见，但凡是具有以上疾病高危因素的妇女，都不建议服用避孕药，吸

烟会增加副作用的发生风险。

②能释放孕酮的节育器，有效期5年，可以减轻痛经，副作用是出现点滴出血。妊娠、不明原因的阴道出血、带有患性传播疾病高危因素的妇女不适宜使用。

2. 手术治疗

如果患者采取各种方法，疼痛仍然不能有效缓解或控制，或有明确病理诊断证实有继发性痛经疾病者，应当施行手术治疗，去除病灶。有作者认为，此类患者的数量应当占痛经患者的20%～25%。术式有子宫全切术、子宫骶骨神经切断术和骶前神经切断术，都可以在腹腔镜下进行。

（1）骶前神经切断术　是指手术切断位于盆腔的腹主动脉丛的分支——上下腹神经丛，用以缓解盆腔中线的疼痛。这些神经分布于髂内三角下方的疏松组织中，没有固定形状，可以是分散的或是单根神经，个体差异较大。由于卵巢的神经分布来源于卵巢神经丛，伴行卵巢动脉全长，因此理论上讲，该术式不能缓解附件区疼痛。

（2）子宫骶骨神经切断术　为骶前神经切断术的变通方法，是切断位于子宫骶骨韧带内的相应神经来缓解盆腔中线的疼痛。方法相对简便易行，但是切除深度应当足够，否则效果可能欠佳。主要的手术并发症是输尿管损伤，还有子宫支持力的减弱，周围组织粘连等。

上述两种手术可以缓解盆腔中线的疼痛，但是由于它们对神经的非特异性切断，可能会产生一些连带的副作用，如排尿异常、排便异常等。因此使用范围有一定的限制。

（3）子宫全切术　是一种传统的术式，适用于无生育要求的痛经妇女。该术式实际上就是切断了与子宫相连的各条韧带以及其中包含的结构，如血管、神经纤维等。原发性痛经患者多为年轻妇女，且有理论认为分娩后症状可能缓解，因此多数时，它适用于继发性痛经。如果患者在手术前没有明确诊断，而因为"痛经"切除子宫者，术后症状不一定能够缓解。术前进行形态学检查、诊断性腹腔镜手术、试验性应用GnRH-a都对诊断有很好的帮助。短期使用GnRH-a可以帮助判断疼痛是否存在周期性，如果不能减轻痛经，仅仅手术去除子宫不仅无益，反而有害。

3. 中药治疗

中医将痛经分为以下几类：肝郁气滞型、寒湿凝滞型、气血虚弱型、肾气亏损型、湿热蕴结型，主张辨证施治。

（1）肝郁气滞型　治则：疏肝理气，活血止痛。方药：当归、白芍、柴胡、白术、香附、茯苓、枳壳、桃仁、红花、延胡索、甘草。

（2）寒湿凝滞型　治则：温经散寒，除湿止痛。方药：吴茱萸、熟附片、桂枝、当归、白芍、川芎、丹参、延胡索、香附、甘草等。

（3）气血虚弱型　治则：补益气血。方药：当归、白芍、茯苓、川芎、熟地黄、黄芩、白术、党参、香附、炙甘草。腰酸痛者加杜仲、桑寄生；腹痛喜温者加附片、高良姜；腹痛、腹胀者加乌药；血虚甚者加阿胶。

（4）肾气亏损型　治则：温补肾阳，养血调经。方药：炒当归、赤白芍、怀山药、熟地黄、川续断、杜仲、阿胶、益母草。胸胁胀痛者加郁金、延胡索、香附、川楝子；颧红潮热、手足心热者加青蒿、鳖甲、地骨皮；健忘者加炒酸枣仁、首乌藤、五味子等。

（5）湿热蕴结型　治则：清热利湿解毒，活血祛瘀止痛。方药：大血藤、败酱草、蒲公英、赤芍、炒五灵脂、蒲黄、茵陈、金银花、延胡索、炒黄柏、益母草、泽泻。带下黄臭而多者加鱼腥草、贯众、椿根皮；腹胀痛甚者加木香、槟榔；腰痛明显者加川续断、杜仲；发热者加黄芩、黄连、大青叶等。

四、预防

（1）热疗，包括脐下热敷、饮用热水、热水浴等方式，都可能起到缓解痛经的作用。

（2）适当的体育锻炼，包括髋部摇摆动，放松运动（瑜伽等），可以改善盆腔血流，刺激产生 β-内啡肽，产生非特异性的镇痛效果。

（3）采取特殊的卧床姿势（如抬高下肢、屈膝侧卧等），同样可以改善盆腔血流分配，改善痛经。

（4）有研究显示，低脂饮食可以减少疼痛的发生。因此低脂饮食，避免进食过饱，食用富含糖类的饮食（如全麦食品、水果、蔬菜），同时减少盐、糖、酒精和咖啡因的摄入，这些都可能会影响前列腺素的代谢，而减轻痛经。

（5）由于吸烟可以增加痛经的发生概率，因此停止吸烟可以起到一定的预防作用。

继发性痛经，它在初潮时并不出现，而是出现在初潮以后。疼痛形式类似于子宫的痉挛性疼痛，但是持续时间比月经期长，并且可能出现在月经期以外的时间。疼痛可以在月经期加重。一旦怀疑患者存在继发性痛经，就要进行必要的查体、实验室检查和影像学检查来辅助诊断。查体时，患者可以有各种原发病的阳性体征，如子宫或附件区的结构改变、出现新生物、有明显的压痛部位等；影像学的表现，如子宫上的结节或附件包块等；实验室检查也会有相应的阳性发现，如 CA125 值升高、尿妊娠试验（＋）等。继发性痛经的治疗原则就是要准确寻找继发痛经的原发病，去除病因治疗。可以是药物治疗或手术治疗。

第十五章

经前期综合征

一、概述

经前期综合征（premenstrual syndrome，PMS），也称经前紧张征，是育龄期妇女最常见的一种异常情况。指的是在经前期 2 周内出现身体上、情绪上与行为上的多种症状，月经来潮则症状消失。

经前期综合征病因尚无定论，可能与精神社会因素、卵巢激素失调和神经递质异常有关。

二、诊断

1. 临床表现

多见于 25～45 岁的妇女，主要表现为周期性出现的易怒、抑郁、疲劳，伴有乳房触痛、四肢水肿、腹部胀满等，典型症状常出现于经前 1～2 周，逐渐加重，至月经前最后 2～3 天最为严重，月经来潮后迅速减轻直至消失。

（1）精神症状　可表现为焦虑或抑郁症状，前者为精神紧张、情绪激动，易激惹、急躁、争吵、哭闹、自制力减退，有时具有攻击性。后者常为抑郁、无精打采、淡漠、不愿意交往、失眠、注意力不集中、健忘、判断力减弱、偏执，甚至或产生自杀倾向。部分患者焦虑和抑郁症状可以交替出现。

（2）躯体症状

① 水肿：见于手足远端与眼睑，或者表现为全身胀感，出现体重增加，即水钠潴留症状。

② 疼痛：表现为经前头痛、乳房胀痛、盆腔痛、肠痉挛等，可致恶心、呕吐和腹泻等。

③ 其他：乏力，嗜睡，食欲增加，喜欢进食某一口味食物（如甜食或淀粉类食物），性欲增加或者出现性淡漠。

（3）社会行为改变　注意力不集中，工作效率低，意外事故倾向，厌倦社会交往和工作，宁愿独处，人际关系差等。

2. 诊断与鉴别诊断

根据经前期出现的周期性典型症状，诊断多无困难，首先要排除精神或器质性病变，需与下列疾病相鉴别。

（1）焦虑和抑郁症　无明显周期性表现，与月经周期无关，不伴随躯体症状。

（2）周期性精神病　也有周期性发作，经后可能自然缓解，无水肿。好发于青春期女性，该类患者往往身材矮小，生殖器官发育不全，可出现闭经。

（3）水肿相关疾病　需要排除心源性水肿、肾性水肿和营养不良性水肿。

三、治疗

1. 社会支持和自我调整

加强月经期卫生宣传、医学咨询和情感支持，帮助患者调整精神状态，认识疾病和建立对抗疾病的勇气和信心。同时调整饮食，减少盐和刺激类食物的摄入，适当增加高碳水化合物和高纤维食物的摄入。进行适当的有氧运动，如体操、跑步、游泳等，可调整协调功能和放松情绪。

2. 对症治疗及饮食调整

为消除水肿，可采用减轻水钠潴留的药物，常用的有氢氯噻嗪 25mg，每日 3 次，或螺内酯 20mg，每日 3 次。增加维生素 B_6 和维生素 E 的摄入，大剂量维生素 E（400mg/d）可减轻经前精神症状。选择性 5-羟色胺再摄取抑制药能够治疗重型经前期综合征，如氟西汀（百忧解），美国 FDA 批准治疗经前期焦虑症（PMDD），常用剂量为 20mg/d，经期 14 天或全周期使用。同时应选择高碳水化合物低蛋白饮食，补充维生素 E、维生素 B_6、微量元素镁，限制钠盐和咖啡的摄入。

3. 抑制排卵

若是暂无生育计划，可以选择口服避孕药。

第十六章

多囊卵巢综合征

一、概述

多囊卵巢综合征（polycystic ovary syndrome，PCOS）为妇科内分泌疾病中最常见的疾病之一，多同时合并相关代谢性疾病。研究统计，在育龄期女性中 PCOS 发病率为 8%～13%，青春期为 6%～18%。临床上可出现雄激素升高带来的临床症状或生化改变，以持续无排卵、卵巢多囊改变为特征，常同时伴随胰岛素抵抗和肥胖。影响女性青春期至围绝经期各个生理阶段，可导致青春期异常子宫出血，育龄期不孕，妊娠期并发症以及围绝经期糖尿病、心血管疾病和子宫内膜恶性肿瘤的发病风险增加。

二、诊断

1. 诊断标准

近年来，人们认识到该综合征的症状和体征较之以前诊断标准所包含的更为广泛，2003 年在荷兰鹿特丹的 PCOS 研讨会议上修正了旧的诊断标准，见表 16-1。

表 16-1 修正的 PCOS 诊断标准 (3 项中存在 2 项即可)

1. 排卵稀少或无排卵

2. 临床上和(或)生化上的高雄激素征象

3. 单侧或双侧多囊卵巢

应排除其他病因：先天性肾上腺增生症、分泌雄激素的肿瘤、库欣综合征、高催乳素血症、甲状腺功能减退症和高雄激素-胰岛素抵抗的黑棘皮病(HAIR-AN综合征)等

根据 2011 年中国 PCOS 的诊断标准：

（1）育龄期 PCOS 的诊断 需符合以下条件：

① 疑似 PCOS：月经稀发或闭经或不规则子宫出血是诊断的必需条件。另外，再符合下列 2 项中的 1 项，即可诊断为疑似 PCOS：

a. 高雄激素临床表现或高雄激素血症；

b. 超声下表现为 PCOM。

② 确诊 PCOS：具备上述疑似 PCOS 诊断条件后还必须逐一排除其他可能引起高雄激素的疾病和引起排卵异常的疾病。

（2）青春期 PCOS 的诊断 必须同时符合以下 3 个指标，包括：①初潮后月经稀发持续至少 2 年或闭经；②高雄激素临床表现或高雄激素血症；③超声下卵巢 PCOM 表现。同时应排除其他疾病。

排除诊断：排除其他类似的疾病是确诊 PCOS 的条件。

2. 辅助检查

（1）激素测定

① 部分 PCOS 患者可伴有 LH/FSH≥2。

② 雄激素，包括睾酮、双氢睾酮、硫酸脱氢表雄酮、雄烯二酮升高。由于性激素结合球蛋白（SHBG）降低使游离态雄激素升高。游离雄激素指数（FAI）＝[总睾酮（nmol/L）×100/SHBG(nmol/L)]，计算 FAI 能更好地反映体内活性睾酮的水平。

③ 若有条件，建议检测抗米勒管激素（AMH）以协助诊断，PCOS 患者的血清 AMH 水平较正常增高。

④ 17-羟孕酮（17-OHP）测定有助于排除先天性肾上腺皮质增生症（CAH）。基础 17-OHP＜2ng/mL，可排除；若基础 17-OHP＞10ng/mL，则诊断为 CAH；若 17-OHP 在 2～10ng/mL 之间，需要进行促肾上腺皮质激素（ACTH）兴奋试验。

⑤ 催乳素（PRL）：25％～40％的患者≥25μg/L。

⑥ 胰岛素：空腹胰岛素升高＞15mU/L，IGF-1 升高（正常 120mmol/L），血浆 IGF-1 结合蛋白质降低（正常＜300ng/mL）。

（2）超声检查　双侧卵巢多囊性增大，被膜增厚回声强。被膜下可见数目较多、直径 2～7mm 的囊状卵泡。卵巢间质回声不均，子宫内膜肥厚，应注意排除子宫和卵巢肿瘤及肾上腺病变。

（3）诊断性刮宫和子宫内膜病理检查　对于肥胖、高胰岛素血症、糖尿病及年轻长期不排卵的 PCOS 患者，子宫内膜增生或内膜癌的发生明显增加，应定期行妇科超声监测子宫内膜，必要时进行诊断性刮宫和子宫内膜病理检查。

3. 鉴别诊断

PCOS 应注意与引起闭经、多毛症和卵巢增大的其他疾病相鉴别。

（1）卵巢男性化肿瘤　包括支持-间质细胞瘤、门细胞瘤、类脂细胞瘤、性母细胞瘤、肾上腺残迹瘤、黄体瘤、畸胎瘤和转移癌。以上除性母细胞瘤外，其他肿瘤多呈单侧生长实质性肿瘤，雄激素分泌呈自主性，男性化症候明显，并常伴有腹水及转移灶。

（2）肾上腺疾病　包括先天性肾上腺皮质增生、腺瘤和腺癌。后二者主要分泌雄烯二酮和脱氢表雄酮（DHEA），亦为自主性分泌，不受 ACTH 促进和地塞米松抑制。

（3）甲状腺疾病　包括甲状腺功能亢进症和甲状腺功能减退症。甲状腺功能亢进症时 T_3、T_4、SHBG 增高，雄激素代谢清除率降低，使血浆睾酮升高致男性化和月经失调。甲状腺功能减退症时，雄激素向雌激素转化增加致无排卵。

（4）遗传性多毛症　有家族史，仅单纯性多毛而无 PCOS 症状和体征。生育力正常。

（5）卵巢卵泡膜细胞增生症　该症促性腺激素分泌正常，卵巢不增大，但卵泡膜细胞呈巢（岛）性增生，血浆雄激素升高明显，伴严重男性化。对氯米芬治疗不敏感。

（6）胰岛素抵抗综合征和黑色素棘皮瘤　为一种胰岛素受体缺陷性疾病（A/B 型），可出现类似于 PCOS 的症状、体征。其显著特征是高胰岛素血症和颈、腋部黑色素棘皮瘤。

(7) 高催乳素血症　闭经、溢乳、不孕、PRL 和 DHEAS 升高，男性化症候不明显，卵巢正常。

三、治疗

PCOS 的最佳治疗正在深入研究中：短期目标是调整这些年轻妇女的月经，控制其多毛、痤疮和体重；远期目标为恢复生育，预防胰岛素抵抗、2 型糖尿病、肥胖、代谢综合征、子宫内膜增生和子宫内膜癌的发生等。周期性孕激素疗法和口服避孕药（OC）均能用于调整月经紊乱和子宫内膜增生。单独周期性使用孕激素不能抑制卵巢雄激素的产生，因而对 PCOS 的痤疮和多毛并不特别有效。含雌激素-孕激素的 OC 片不但可抑制 LH 和 FSH 的分泌、降低卵巢雄激素的产生，还可通过增加肝脏合成 SHBG 来降低游离雄激素的水平。

痤疮和多毛对 PCOS 女孩的自我形象和自尊心有负面影响，特别是在向成年人过渡的青少年时期。最好的方法是药物治疗和人工脱毛相结合，如剃除、电融和使用脱毛剂等。抗雄激素制剂如螺内酯、氟他胺、醋酸环丙孕酮、非那雄胺等均可用于治疗 PCOS 妇女的多毛。螺内酯是睾酮与雄激素受体结合的竞争性抑制剂，每日 2 次，每次 50mg，能有效地降低多毛评分 30%～40%。氟他胺作用于 17-裂解酶、20-裂解酶和雄激素受体，其副作用是性欲降低和致命的肝脏毒性，有效剂量为每日 250～500mg。非那雄胺是 5α-还原酶抑制剂，推荐剂量为每日 5mg。醋酸环丙孕酮是一直用于治疗 PCOS 妇女的一个强效孕激素，可抑制卵巢雄激素产生，并有抗雄激素的特性，其与炔雌醇联合的制剂为达英-35（炔雌醇 $35\mu g$ ＋醋酸环丙孕酮 2mg）。该药具有与其他抗雄激素制剂相同的效果。

青少年 PCOS 患者对治疗的观点与儿科内分泌医生完全不同，她们不太关心将来发生 2 型糖尿病、心血管疾病、脂代谢紊乱和内膜癌的风险，但却深受痤疮、多毛和黑棘皮病的困扰。鼓励青少年患者及其家庭调整生活方式以维持正常体重，是肥胖、PCOS 及其远期后遗症的综合治疗的一部分。

二甲双胍可提高外周组织对胰岛素的敏感性并且抑制肝糖原产生。有研究显示，二甲双胍的剂量为每日 $1500\sim2000mg$ 时，可有效恢复一小部分有 PCOS 和无排卵性的高雄激素血症青少年女性的月经。联合应用二甲双胍和氯米芬在诱导排卵和妊娠方面比单用氯米芬的效果更好。二甲双胍对降低收缩压、舒张压和空腹胰岛素水平有明显效果，但对体重指数及血脂无作用。治疗中常出现胃肠道不适，如恶心、呕吐、腹胀和腹泻等，肾功能损害的患者禁用。PCOS 患者在妊娠后是否继续二甲双胍治疗仍有争议，由于二甲双胍降低肠道对叶酸和维生素 B_{12} 的吸收，在治疗过程中应补充这些维生素。二甲双胍治疗有发生低血糖的危险，在并发感染时和外科手术前应停药。

由于对本病难以解除病因，主要是对症治疗，解决患者以不孕为主的各种症状。

不孕症治疗即促排卵治疗，方法包括合理的饮食管理改善胰岛素抵抗、药物促排卵、手术治疗及助孕技术。

1. 饮食管理

重点是降低碳水化合物/脂肪摄入比率，以遏制胰岛素抵抗，减轻体重以平抑异常促性腺激素和雄激素分泌。

2. 药物促排卵

药物促排卵以枸橼酸氯米芬（CC）为主，并适当配伍其他促排卵药物。

（1）枸橼酸氯米芬（CC） 系首选促排卵药物，使用简单、安全、有效，作为抗雌激素可在下丘脑-垂体水平与内源性雌激素竞争受体，抑制雌激素负反馈作用，引起 GnRH 和 Gn 释放，增加促发排卵，并直接促进卵巢甾体激素生成。自月经周期第 2~6 日开始使用，推荐起始剂量为 50mg/d，连用 5 天；如卵巢无反应，第二周期逐渐增加剂量（递增剂量 50mg/d），最大剂量为 150mg/d。CC 诱导排卵，妊娠多发生于治疗最初的 3~6 个月，治疗超过 6 个月不推荐再用 CC。

（2）芳香化酶抑制剂 主要用于 PCOS。现有的研究结果显示，来曲唑（LE）诱导排卵，患者活产率、排卵率、单卵泡发育率优于 CC，多胎妊娠率低于 CC，出生缺陷无统计学差异。LE 也是 PCOS 患者一线卵巢刺激药物。LE 自月经第 2~6 日开始使用，推荐起始剂量为 2.5mg/d，连用 5 天；如卵巢无反应，第二周期逐渐增加剂量（递增剂量 2.5mg/d），最大剂量为 7.5mg/d。

（3）促性腺激素（Gn） Gn 作为 PCOS 二线诱导排

卵方案药物，用于 CC 抵抗患者，及 CC 或 LE 后续的联合用药，可以增加卵巢对 Gn 的敏感性，降低 Gn 用量，控制募集卵泡数目，可有效减少卵巢过度刺激。根据病因、患者年龄、血清 AMH 水平、基础窦卵泡数（AFC）选择适宜的启动剂量（75～150U），隔日或每日肌内注射；根据卵巢反应逐渐调整剂量，如有优势卵泡发育，保持该剂量不变。Gn 可合并 LE 或 CC 使用。

3. 手术治疗

包括腹腔镜下卵巢打孔术（LOD）和卵巢楔形切除术。

4. 助孕技术

对于药物治疗效果不佳者，宜考虑辅助生育技术。

对于完成生育功能的 PCOS 患者，仍应坚持包括控制体重在内的综合管理措施，防治远期内膜癌、代谢及心血管并发症。

第十七章
不孕症与辅助生育技术

一、概述

不孕症（infertility）是指婚后未避孕、有正常性生活，同居一年未妊娠者，在育龄妇女中发病率占 10%～15%。婚后未避孕而从未妊娠者称原发性不孕；曾有过妊娠后未避孕而未妊娠者称为继发性不孕。不孕因素可能在女方、男方或男女双方。女方因素约占 40%，以排卵障碍和输卵管因素居多；男方因素占 30%～40%，主要是生精障碍与输精障碍；男女双方因素占 10%～20%。实际上，不孕症的含义应该包含两个方面：一是生殖力低下，即使不经任何治疗，仍有可能受孕；二是不经治疗不能妊娠者。辅助生育技术是人类医学的重要进步成果之一。以体外受精-胚胎移植（in vitro fertilization and embryo transfer，IVF-ET）为代表的辅助生育技术（assisted reproductive techniques，ART）经历40 余年的发展，对不孕症治疗范围和人类优生学应用已有长足进步。通常将 1978 年 Steptoe 和 Edwards 所创造的 IVF-ET 称第一代试管婴儿技术。1992 年 Palermo 的卵胞质内单精子注射（ICSI）称为第二代试管婴儿技术，主要用于治疗男性不育。植入前遗传学诊断（PGD）称为第三代试管婴儿技术，是指从体外受精的胚胎取部分细胞进行基因检测，排除带致病基因的胚胎后才移植。随着临床的需要，人类自我控制的生殖调节将不断往更新一代技术发展。

1. 女性不孕因素

（1）输卵管因素　是不孕症最常见因素。输卵管有运送精子、捡拾卵子及将受精卵运送到宫颈的功能。任何影响输卵管功能的因素，如输卵管发育不全（过度细长扭曲、纤毛运动及管壁蠕动功能丧失等）、输卵管炎症（淋病奈瑟球菌、结核菌感染等）引起伞端闭锁或输卵管黏膜破坏时输卵管闭塞，均可导致不孕。此外，阑尾炎或产后、术后所引起的继发感染，也可导致输卵管阻塞造成不孕。

（2）卵巢因素　引起卵巢功能紊乱导致持续不排卵的因素如下。

① 卵巢病变，如先天性卵巢发育不全、多囊卵巢综合征、卵巢功能早衰、功能性卵巢肿瘤、卵巢子宫内膜异位囊肿等。

② 下丘脑-垂体-卵巢轴功能紊乱，引起无排卵月经、闭经等。

③ 全身性疾病（如重度营养不良、甲状腺功能亢进症等）影响卵巢功能导致不排卵。

（3）子宫因素　子宫先天畸形、子宫黏膜下肌瘤可造成不孕或孕后流产；子宫内膜炎、内膜结核、内膜息肉、宫颈粘连或子宫内膜分泌反应不良等影响受精卵着床。

（4）宫颈因素　宫颈黏液量及性状与精子能否进入宫颈关系密切。雌激素不足或宫颈管感染时，均会改变黏液性质和量，影响精子活力和进入数量。宫颈息肉、宫颈肌瘤能堵塞宫颈管影响精子穿过，宫颈口狭窄也可造成不孕。

（5）阴道因素　阴道损伤后形成的粘连瘢痕性狭窄，或先天无阴道、阴道横隔、无孔处女膜，均能影响性交并阻碍精子进入。严重阴道炎症时，大量白细胞消耗精液中存在的能量物质，降低精子活力，缩短其存活时间而影响受孕。

2. 男性不育因素

男性不育因素主要是生精障碍与输精障碍。应行外生殖器和精液的检查，明确有无异常。

（1）精液异常　如无精子或精子数过少，活力减弱，形态异常。影响精子产生的因素如下。

① 先天发育异常：先天性睾丸发育不全不能产生精子；双侧隐睾导致曲细精管萎缩等妨碍精子产生。

② 全身原因：慢性消耗性疾病（如长期营养不良）、慢性中毒（吸烟、酗酒）、精神过度紧张，可能影响精子产生。

③ 局部原因：腮腺炎并发睾丸炎导致睾丸萎缩；睾丸结核破坏睾丸组织；精索静脉曲张有时影响精子质量。

（2）精子运送受阻　附睾及输精管结核可使输精管

阻塞，阻碍精子通过；勃起功能障碍、早泄不能使精子进入女性阴道。

（3）免疫因素　精子、精浆在体内产生对抗自身精子的抗体可造成男性不育，射出的精子发生自身凝集而不能穿过宫颈黏液。

（4）内分泌功能障碍　男性内分泌受下丘脑-垂体-睾丸轴调节。垂体、甲状腺及肾上腺功能障碍可能影响精子的产生而引起不育。

（5）性功能异常　外生殖器发育不良或勃起功能障碍致性交困难等。

3. 男女双方因素

（1）缺乏性生活的基本知识。

（2）男女双方盼孕心切造成的精神过度紧张。

（3）免疫因素。近年来对免疫因素的研究，认为有两种免疫情况影响受孕。

① 同种免疫：精子、精浆或受精卵是抗原物质，被阴道及子宫内膜吸收后，通过免疫反应产生抗体物质，使精子与卵子不能结合或受精卵不能着床。

② 自身免疫：认为不孕妇女血清中存在透明带自身抗体，与透明带起反应后可防止精子穿透卵子，因而阻止受精。

二、不孕症的诊断及相关检查

不孕症的诊断通过病史即可确定，但要通过男女双方全面检查找出病因，这是诊治不孕症的关键。有时，不孕症的原因是多方面的，因此，往往通过排除法对双方同时进行检查。

1. 男方检查

询问既往有无慢性疾病，如结核、腮腺炎等；了解性生活情况，有无性交困难。除全身检查外，重点应检查外生殖器有无畸形或病变，尤其是精液常规检查。

（1）精液检查 包括对精子和精浆两方面的评估。精液常规是评价不育夫妇中男性生育力最常用和最重要的检查，正常精液是睾丸和附睾分泌物和精子的混合物，射精时混合了前列腺、精囊腺及尿道球腺的分泌物，最后形成黏稠的射出物。分析指标包括：精液体积，精子密度、活率、活力、形态，有无白细胞等。精液常规分析是男性不育诊治的出发点，可使用 Makler 计数盘、精子图像自动分析仪，或白细胞计数器计数。

精液收集注意事项：禁欲 3～7 天，尽可能在实验室采用手淫法取精液，全部收集到干净玻璃容器内，不要采用性交中断法、避孕套和塑料瓶。精液取出后应立即送检，天冷时注意保温，检查时间最好在 30min 内，不超过 60min 内进行。

结果分析说明：一次检查结果不一定说明问题，应间隔 1～2 周、重复检查 2～3 次。如近期有发热等影响精液检查的因素，应在 3 个月后复查。

《世界卫生组织人类精液检查与处理实验室手册》（第 5 版）标准：

量：1.5mL（1.4～1.7mL）

总精子数：$39×10^6$ ［（33～46）$×10^6$］/一次射精

精子密度：$15×10^6$ ［（12～16）$×10^6$］/mL

总活力（快速前向运动＋非快速前向运动）：40%（38%～42%）

快速前向运动：32%（31%～34%）

存活率（活精子）：58%（55%～63%）

形态（正常形态）：4%（3%～4%）

伊红染色：≤40%

HOS：≥58%

pH值：≥7.2

圆形细胞：≤5×10^6/mL

白细胞（过氧化物酶染色阳性）：<1.0×10^6/mL

MAR试验（附着珠上的活动精子）：<50%

免疫珠试验（附着珠上的活动精子）：<50%

精浆锌：≥2.4μmol/一次射精

精浆果糖：≥13μmol/一次射精

精浆中性葡糖苷酶：≥20mU/一次射精

（2）内分泌检查　包括T、FSH、LH、PRL等，通过测定对下丘脑、垂体、睾丸功能做出评估，并为分析睾丸功能衰竭的原因提供依据。

（3）免疫学检查　当遇到不明原因的精子活力差、自发性精子凝集现象、慢性生殖系统感染等病例，可检测夫妇双方血清及精液、宫颈黏液中的抗精子抗体（antisperm antibody）。

（4）遗传学检查　下列患者应考虑做遗传学检测，常规使用染色体显带技术、FISH技术、Y染色体微缺失检查：①有先天性生殖系统异常者；②阻塞性或非阻塞性无精子症或严重少精症者；③夫妻有多年不明原因的不孕不育；④FSH 水平升高，伴有小睾丸者；⑤需接受 ICSI 技术助孕者。

（5）影像学检查　怀疑颅内垂体病变，可行 CT 或 MRI 检查。多普勒超声检查有助于确认精索静脉曲张。

（6）创伤性检查　对于无精子症可行。

① 阴囊探查术：无精子症患者，睾丸体积在 15mL 以上，输精管扪诊正常，性激素水平正常，为鉴别无精子症是梗阻性无精子症（OA）还是非梗阻性无精子症（NOA）所致，可行阴囊探查术，术中根据情况选择输精管精囊造影。

② 诊断性经皮附睾穿刺取精（percutaneous epididymal sperm aspiration，PESA）术：可取代损伤相对较大的睾丸活检术对无精子症患者进行 OA 与 NOA 的鉴别。

③ 睾丸活检术：是一种创伤性诊断方法，但它却是男性学研究和疾病诊断中不可缺少的技术。睾丸活检术是取活体睾丸组织进行组织学检查，借以了解睾丸病理变化，精子发生情况，明确病变部位，进行定量组织学分析，评估预后，决定选用 ART 技术等。值得注意的是，某些病例睾丸活检后数星期内精子数可下降，一般 3～4 个月后恢复，安排 ART 治疗时应考虑。

2. 女方检查

（1）询问病史　结婚年龄，男方健康状况，是否两地分居，性生活情况，是否采用避孕措施。月经史，既往史（有无结核病、内分泌疾病），家族史（有无精神病、遗传病）。对继发性不孕，应了解以往流产或分娩经过，有无感染史等。

（2）体格检查　注意第二性征发育情况，内外生殖器的发育情况，有无畸形、炎症、包块及乳房泌乳等。胸片排除结核，必要时进行甲状腺功能检查、蝶鞍 X 线摄片和血催乳素测定排除甲状腺及垂体病变，测定尿 17-酮皮质类固醇、17-羟皮质类固醇及血皮质醇排除肾上腺皮质疾病。

（3）女性不孕特殊检查

① 卵巢功能检查：方法有 B 型超声监测卵泡发育、基础体温测定、阴道脱落细胞涂片检查、宫颈黏液结晶检查、月经来潮前子宫内膜活组织检查、女性激素测定等，了解卵巢有无排卵及黄体功能状态。

② 输卵管通畅试验：常用方法有输卵管通液术、子宫输卵管碘油造影及 B 型超声下输卵管通液术。输卵管通液术除可检查输卵管是否通畅外，还可分离轻度管腔粘连，有一定治疗作用。子宫输卵管造影可明确阻塞部位和有无子宫畸形及黏膜下肌瘤、子宫内膜或输卵管结核等病变。

③ 宫腔镜检查：了解宫腔内膜情况，能发现宫腔粘连、黏膜下肌瘤、内膜息肉、子宫畸形等。

④ 腹腔镜检查：上述检查均未见异常者，仍未受孕，可做腹腔镜进一步了解盆腔情况，直接观察子宫、输卵管、卵巢有无病变或粘连，并可结合输卵管通液术，于直视下确定输卵管是否通畅，必要时在病变处取活检。约有 20％患者通过腹腔镜可以发现术前未能诊断的病变。另外，对卵巢表面、盆腔腹膜等处的子宫内

膜异位结节可以做电凝破坏，锐性分离附件周围粘连。

三、不孕症的治疗

引起不孕的原因虽很多，但首先要增强体质和增进健康，纠正不良的生活习惯，积极治疗内科疾病。掌握性知识，学会预测排卵日期性交，性交次数适度，以增加受孕机会。

1. 治疗生殖器器质性疾病

若发现妇科肿瘤、生殖器炎症、阴道横隔、宫腔粘连等疾病应积极治疗。若为宫颈口狭窄，可行宫颈管扩张术。

2. 诱发排卵

用于无排卵患者。促排卵药用法和用量等可参见相关章节。

3. 补充黄体分泌功能

适用于黄体功能不全。于月经周期第 20 天开始，每日肌内注射黄体酮 10～20mg，连用 5 天。

4. 输卵管慢性炎症及阻塞的治疗

（1）一般疗法　口服活血化瘀中药，中药保留灌肠，同时配合超短波、离子透入等促进局部血液循环，有利于炎症消除。

（2）输卵管内注药　用地塞米松磷酸钠注射液 5mL，庆大霉素 40mg（4 万 U），加于 20mL 生理盐水中，在 20kPa（150mmHg）压力下，以每分钟 1mL 速度缓慢注入，可减轻局部充血、水肿，抑制纤维组织形成，达到溶解或软化粘连的目的。应于月经干净后 2～

3 天开始，每周 2 次，直到排卵期前。可连用 2～3 个周期。

（3）输卵管成形术　对不同部位输卵管阻塞可行造口术、吻合术及输卵管子宫移植术等，应用显微外科技术达到输卵管再通的目的。

5. 人工授精

人工授精（artificial insemination，AI）指用器械将精液注入宫颈管内或宫腔内取代性交使女性妊娠的方法。按精液来源分为两类：

① 丈夫精液人工授精（AIH）：适用于男方患性功能障碍（勃起功能障碍、尿道下裂、性交后试验异常经治疗仍无显效者）和女方宫颈管狭窄、宫颈黏液异常、抗精子抗体阳性等。

② 供精者精液人工授精（AID）：适用于男方无精子症、不良遗传基因携带者（白化病、家庭性黑矇性痴呆等）。女方 Rh 阴性血，男方 Rh 阳性血，多次妊娠均因新生儿溶血病死亡，可选 Rh 阴性血的男性精液行人工授精。

四、体外受精-胚胎移植和卵胞质内单精子注射

体外受精-胚胎移植（IVF-ET）是将不孕症患者夫妇的卵子与精子取出体外，在体外培养系统中受精并发育成胚胎后将优质胚胎移植入患者宫腔内，让其种植以实现妊娠的技术。这个过程中有几天是在试管内进行的，又名试管婴儿。卵胞质内单精子注射（intracyto-plasmic sperm injection，ICSI）技术是指将单个精子通

过显微注射的方法注入卵母细胞胞质内，从而使精子和卵母细胞被动结合受精，形成受精卵并进行胚胎移植，达到妊娠目的。

1. 常规 IVF-ET 的适应证

① 女方各种因素导致的配子运输障碍。

② 输卵管性不孕，是不孕症常见原因之一。

③ 排卵障碍，如多囊卵巢综合征患者经其他规范治疗后和反复（＞3 次）促排卵治疗，尤其促排卵＋宫腔内人工授精未成功者。

④ 子宫内膜异位症。

⑤ 男性少、弱、畸精子症。

⑥ 原因不明的不孕。

⑦ 免疫性不育。

2. ICSI 的主要适应证

① 少、弱、畸精子症。

② 前次 IVF 不受精或低受精：目前认为前次 IVF 不受精或受精率＜50％，下周期可用 ICSI。

③ 补救 ICSI：IVF 治疗周期发生完全受精失败时，对卵母细胞进行 ICSI 补救受精，有报道可以获得临床妊娠。

④ 应用体外成熟（in vitro maturation，IVM）技术时，目前采用较多的受精方式是 ICSI。

⑤ 卵母细胞冷冻保存后，用 ICSI 受精率明显提高。

⑥ PGD：需行胚胎植入前遗传学诊断的胚胎，为避免透明带上黏附精子对荧光原位杂交（FISH）或聚

合酶链式反应（PCR）结果的影响，通常采用 ICSI
受精。

⑦ 肿瘤：有生育要求的男性肿瘤患者，在接受放疗和化疗前，可先将精液冷冻保存。冷冻可能对精子有损伤，降低受精率，有时可行 ICSI 辅助受精。

⑧ 部分 ICSI：适用于多年原发不孕的患者。

3. 禁忌证

① 男女任何一方患有严重的精神疾病、泌尿生殖系统急性感染、性传播疾病。

② 患有《中华人民共和国母婴保健法》规定的不宜生育的、目前无法进行胚胎植入前遗传学诊断的遗传性疾病。

③ 任何一方具有吸毒等严重不良嗜好。

④ 任何一方接触致畸量的射线、毒物、药品并处于作用期。

⑤ 女方子宫不具备妊娠功能或严重躯体疾病不能妊娠。

⑥ 染色体异常、严重先天性畸形者不可行 ICSI 治疗。

4. 体外受精和胚胎移植程序

（1）术前准备　为了保障辅助生育技术的安全性和有效性，对要求进行 IVF 的不育夫妇在进入 IVF-ET 治疗程序之前，必须进行系统的不孕症检查、常规的体格检查及病原体的检查，同时排除不能耐受促超排卵及妊娠的内、外科疾病，肿瘤等。当确认患者具备恰当的 IVF、ICSI 适应证而无禁忌证，结果均达到要求者才能进行 IVF 治疗。

（2）促排卵药物的应用　采用适当的降调和促排卵方案。

（3）卵泡发育的监测

① 超声监测：可监测卵泡的形态、大小和生长速度，及时调整药物剂量。

② 血清 LH、E_2、P 水平：血 E_2 水平与卵泡（直径＞1cm）数及卵泡液的量，即与卵泡大小呈正相关。E_2 的水平反映卵泡的分泌功能，代表卵巢对控制性超排卵的反应程度，间接了解卵母细胞的质量。LH 的监测是为了发现早发的 LH 峰。

③ 其他监测方法：宫颈黏液、基础体温测定可作为排卵预测的方法。

（4）hCG 的使用时机　hCG 可以模仿人体内的 LH 峰，诱导卵泡的最后成熟。正确掌握注射 hCG 的时机是获取高质量卵子的关键。决定 hCG 使用的时机主要参考卵泡直径、数量、E_2 水平、LH 水平、孕酮水平、宫颈黏液、子宫内膜及促排卵方案。

（5）阴道 B 超引导下卵泡穿刺取卵术

（6）卵母细胞的获取和培养

（7）精子的准备与评估　观察精液外观、液化、黏稠度、pH 值，并取一滴在显微镜下检查精子密度、形态和活力，记录于病历上。处理后进行常规受精或 ICSI。

（8）胚胎受精、发育与评估

（9）胚胎移植

（10）黄体支持

（11）IVF-ET妊娠后的监护 于胚胎移植术后的第14天，留晨尿查hCG以判断是否妊娠，或于胚胎移植后的14天、16天抽血测定血清β-hCG水平及其上升情况以判断是否妊娠。如阴性则等候月经来潮，如阳性可于2～3周后进行超声检查以确定临床妊娠。要注意出现少量的阴道流血应继续追踪观察。

自取卵术起，应注意各种并发症的可能，包括卵巢过度刺激综合征、感染、出血、多胎妊娠和警惕异位妊娠的发生等，特别要注意宫内外同时妊娠。多胎妊娠如果是三胎及以上妊娠，必须进行选择性减胎术。体外受精与胚胎移植术后妊娠的自然流产率为10％～15％。因此妊娠后应适当休息，避免过多活动，可以适当补充叶酸、维生素类。所有体外受精与胚胎移植术后妊娠建议均视为高危妊娠，孕产期应加强检查，及时做出相应处理。

第十八章

避孕方法及选择

避孕（contraception）是计划生育的重要组成部分，是采用科学手段使妇女暂时不受孕。常用的避孕方法有药物避孕、工具避孕法、输卵管绝育术、人工流产等。人工流产是避孕失败的补救措施，不能常规应用。近年来，紧急避孕方法的出现使得人们对没有保护的性生活预防怀孕成为可能，但紧急避孕的效率比常规避孕药物要低。一些皮下埋植剂、阴道用的杀精剂和阴道环的避孕方法，也有一定的应用人群，可以适当选用。

一、药物避孕

20世纪50年代末口服避孕药的问世被誉为节育技术的一次革命。它打破了以往只能靠手术节育或放置宫内节育器，或性生活时采取避孕工具、杀精药，或更原始的节育方法（如禁欲、体外排精、安全期避孕等）。口服避孕药这一新的突破，改变了整个生育调节、计划生育的形势。

一种理想的口服避孕药的特点应该是经济、易于正确使用；不需医学监护；与性生活无直接关联；高度有效；无严重副作用或并发症；可逆性强（停药后立即完全恢复生育能力）。

复合型口服避孕药效果好，并且有避孕作用以外的其他益处，如减少卵巢癌和子宫内膜癌的发生，减少异位妊娠，减少缺铁性贫血，减少急性盆腔炎，减少良性乳房包块和良性卵巢囊肿，减少痛经、月经过多和经前紧张征，减少子宫内膜异位症、子宫肌瘤，减少雄激素过多症，可能减少类风湿关节炎及甲状腺疾病等。增加以及扩大这些非避孕益处也是不断开发口服避孕药的目的。

复合型口服避孕药的相关副作用则是由相应成分引起的。雌激素（较近期）会导致恶心，乳房触痛，静脉血栓（剂量高有关）等。孕激素（较远期）导致痤疮，多毛，体重增加，脂、糖代谢异常，心肌梗死、脑卒中等。由于近年来开发的口服短效避孕药均采用低剂量雌激素加上不断发展开发的孕激素，这些副作用的发生率及严重程度也在减少。

口服避孕药中孕激素的发展分三代：第一代孕激素：炔诺酮、甲地孕酮；第二代孕激素：左炔诺孕酮；第三代孕激素：去氧孕烯、孕二烯酮、诺孕酯等。第三代孕激素的优点是孕激素活性强、与雄激素受体结合力低、抗盐皮质醇活性低、增加高密度脂蛋白、降低低密度脂蛋白、对甘油三酯影响小、对糖代谢和血压无影响，但还是存在有增加静脉血栓和脑血管疾病的风险。

以应用方式分，避孕药物可分为：短效口服避孕药、长效口服避孕药、速效避孕药（探亲避孕药）等。

1. 短效口服避孕药

短效口服避孕药多为复方制剂，由雌激素和孕激素配伍而成。它在各类避孕药物中问世最早且应用最广泛。只要按规定服用且无漏服，避孕成功率按国际妇女年计算可达 99.95％，是所有避孕方法中成功率最高的一种。短效口服避孕药是通过多种途径发挥避孕效用：首先是抑制排卵；其次能够改变宫颈黏液性状；还可以改变子宫内膜形态与功能。对于育龄期健康妇女均可应用。而对于有严重心血管疾病，急、慢性肝炎或肾炎，血液病或血栓性疾病，内分泌疾病如糖尿病需用胰岛素控制者、甲状腺功能亢进症者，或者是恶性肿瘤、癌前期病变，子宫或乳房肿块患者禁用。国产复方短效避孕药有 3 种，自月经周期第 5 天开始，每晚 1 片，连服 22天，不能间断，若漏服可于次晨补服 1 片。一般在停药后 2～3 天发生撤退性出血，犹如月经来潮。若停药 7天尚无月经来潮，则当晚开始第 2 周期药物。若再次无月经出现，宜停药检查原因。国际上常用的短效避孕药通常为 21 片，内含不同的孕激素再加上炔雌醇 20～50μg，首次服用为月经第 1 天，以后每次从停药的第 7天开始服用下一个周期的药物。适用对象和禁忌证也与国产药物相似。

短效口服避孕药的常见副作用主要是类早孕反应，引起头晕、乏力、食欲缺乏以至恶心、呕吐等，少见的还有对月经有影响，体重变化以及面部色素沉着等。类早孕反应较轻时不需处理，历时数日可以减轻或消失。较重者坚持 1～3 个周期后方可消失，可服维生素 B₆ 20mg、维生素 C 100mg 及山莨菪碱 10mg，每日 3 次，连续 1 周。一般服药后月经变规则，经期缩短，经血量减少，痛经减轻或消失。若用药后出现闭经，反映避孕药对下丘脑-垂体轴抑制过度，应停避孕药改用雌激素替代治疗或加用促排卵药物，仍无效者应进一步检查闭经原因。少数妇女的颜面部皮肤出现淡褐色色素沉着如妊娠期所见，停药后不一定都能自然消退。

2. 长效口服避孕药

长效口服避孕药由长效雌激素和人工合成的孕激素配伍制成。利用长效雌激素炔雌醚，从胃肠道吸收后，储存于脂肪组织内缓慢释放起长效避孕作用。长效避孕药停药时，应在月经周期第 5 天开始服用短效避孕药 3 个月，作为停用长效雌激素的过渡。因为此时体内往往还有雌激素蓄积，可能有 2～3 个月发生月经失调。

3. 速效避孕药

速效避孕药（探亲避孕药），除双炔失碳酯外均为孕激素类制剂或雌激素、孕激素复合制剂。服用时间不受经期限制，适用于短期探亲夫妇。主要是改变子宫内膜的形态与功能，不利于受精卵着床。宫颈黏液变黏稠，不利于精子穿透。月经周期前半期服药也有抗排卵作用。房事服 1 片，当晚再服 1 片，以后每晚服 1 片，直到探亲结束次晨加服 1 片。避孕率达 99% 以上。

二、工具避孕法

工具避孕法有阴茎套（condom）和宫内节育器（intrauterine device，IUD）。

1. 阴茎套

阴茎套也称避孕套，由男方掌握使用，必须在每次性交时使用，否则易避孕失败。阴茎套为筒状优质薄型乳胶制品，筒径有 29mm、31mm、33mm、35mm 4 种，顶端呈小囊状，排精时精液潴留于小囊内，不能进入宫腔而达到避孕目的。在避孕同时有防止性传播疾病传染的作用，目前在全世界，尤其是 HIV 流行区推广应用。国外也开发出了女性避孕套，由女方主动应用。

2. 宫内节育器

宫内节育器以前用惰性原料（如金属、硅胶、塑料或尼龙等）制成。现多含活性物质（如金属、激素、药物及磁性物质等），借以提高避孕效果。

（1）带铜宫内节育器 带铜 T 形宫内节育器（TCu-IUD）是我国目前临床首选的宫内节育器。根据铜圈暴露于宫腔的面积不同而分为不同类型，铜的总面积为 $200mm^2$ 时称 TCu-200，其他型号尚有 TCu-220、TCu-380A 等。带铜 T 形宫内节育器在子宫内持续释放具有生物活性的铜离子，而铜离子具有较强的抗生育作用，避孕效果随着铜的表面积增大而增强。TCu-380A 是目前国际公认性能最佳的宫内节育器。带铜 V 形宫内节育器（VCu-IUD）是我国常用的宫内节育器之一。其形状更接近宫腔形态，横臂及斜臂铜丝或铜套的面积为

$200mm^2$。其带器妊娠、脱落率较低，但出血发生率较高，故因症取出率较高。

(2) 释放左炔诺孕酮的宫内节育器　近年来称为LNG-IUS（levonorgestrel intrauterine system），又称曼月乐（Mirena）。LNG-IUS 内含 52mg 的 LNG，表面为控释膜，每 24h 释放 20pg 的 LNG。放置时限为 5年。LNG-IUS 除了有与其他类型的 IUD 相似的避孕效果外，对一些妇科疾病还有治疗作用。

① 治疗子宫内膜异位症和痛经：激素对异位内膜病灶的直接作用——减少子宫内膜基质和腺体的 E_2 受体，使 E_2 的作用减弱导致异位内膜病灶萎缩，同时使子宫肌层收缩加强而减少月经量和可能使子宫体积缩小。减少子宫内膜中前列腺素的产生也可使痛经症状缓解。副作用为最初几个月的不规则出血，但大多数随时间延长逐渐消失，因此放置 LNG-IUS 在一定程度上替代了子宫切除术。

② 治疗子宫肌瘤：子宫肌瘤易引起经期过长、经量过多。由于宫腔形态改变，常作为放置 IUD 的禁忌证。但近年的一些研究结果表明放置 LNG-IUS 对肌瘤的生长有抑制作用。

③ 用于绝经激素治疗（MHT）：LNG-IUS 联合口服或皮下埋植雌二醇。子宫内膜局部孕激素浓度高，避免了雌激素对内膜的单纯刺激，且作用可持续 7 年。这种孕激素的用法有利于降低孕激素对全身其他系统的副作用。

④ 治疗月经过多：由于 LNG-IUS 对子宫内膜的作

用引起内膜萎缩和蜕膜化可使月经量明显减少。经量减少和出血时间缩短是 LNG-IUS 的特点。

LNG-IUS 的副作用不多，如月经量少或闭经；最初放置的几个月有阴道点滴流血，随时间延长而逐渐消失。全身副作用发生率较低，约＜3％会出现阴道干燥、潮红、头痛、恶心、多毛、痤疮和情绪改变，随放置时间延长而逐渐消失。

IUD 主要优点是安全、高效、方便、长效、可逆，可接受性高。凡育龄妇女要求放置宫内节育器而无禁忌证者均可给予放置。对于月经过多过频，生殖道急、慢性炎症，生殖器官肿瘤，子宫畸形，宫颈过松、重度陈旧性宫颈裂伤或子宫脱垂，严重全身性疾病等不宜放置。

三、输卵管绝育术

输卵管绝育术通过切断、结扎、电凝、钳夹、环套输卵管或用药物粘堵、栓堵输卵管管腔，使精子与卵细胞不能相遇而达到绝育目的，是一种比较安全又是永久性的节育措施，且可逆程度较高，要求复孕妇女行输卵管吻合术的成功率达 80％以上。手术操作可经腹壁、经腹腔镜或经阴道穹进入盆腔，也可直接经宫腔进行。经腹输卵管结扎术适应证为自愿接受绝育手术且无禁忌证者以及患有严重全身性疾病不宜生育者。但对于各种疾病的急性期，全身情况不良不能耐受手术者（如心力衰竭、产后出血等），腹部皮肤感染或患急、慢性盆腔炎者，患严重的神经症者不宜应用。

四、紧急避孕

紧急避孕（emergency contraception）是指在无保护性生活后一定的时间内采用服药或放置宫内节育器以防止非意愿妊娠。应用激素药物紧急避孕只能对这一次无保护性生活起保护作用，在本周期中不应再有性生活，除非采用避孕套避孕，故不宜将紧急避孕药作为常规避孕方法使用。它不同于以往的"事后片"或"探亲片"，因为紧急避孕确切的使用时间可以在无保护性生活后 3～5 天内。

1. 紧急避孕的指征

① 未使用任何避孕方法。

② 避孕失败或使用错误，如避孕套破裂、滑脱；体外排精过迟；安全期计算错误；IUD 脱落；阴道隔膜放置不当、破裂或过早取出等。遭到性强暴。

2. 紧急避孕的方法

可采用宫内节育器或采用激素避孕药。

（1）宫内节育器　带铜 IUD 可以用于紧急避孕，特别适合于那些希望长期避孕而且又符合放置条件的妇女。在无保护性生活后 5 天之内放入带铜 IUD，是一种有效的紧急避孕方法，其妊娠率小于 1%。放置前必须检查阴道清洁度、滴虫、真菌，盆腔检查除外盆腔炎。放置方法与节育手术常规相同。放置后根据妇女意愿可以在转经后任何时候取出，也可以作为长效避孕措施，放置 5 年。大多数研究已经证实了带铜 IUD 的作用原理是以干扰受精为主，其主要作用是通过对精子的杀伤，以减少精子到达输卵管的数量和干扰其运动能力来阻止受精。IUD的存在和铜离子可引起宫腔内环境的变化，导致子宫内膜改变而不适于受精卵的植入和发育。铜离子对胚胎的直接毒性作用和对某些酶活性的抑制均影响受精和植入。

① IUD用于紧急避孕的优点：较药物紧急避孕的时间范围大，目前临床推荐的服用激素类紧急避孕药的时间为无保护性生活后72h内，带铜IUD的放置时间可延迟至植入时，即于无保护性生活72h后、120h内提供。没有使用药物后的恶心、呕吐等副作用。适用于就诊较迟、使用激素药物有禁忌的妇女。

② IUD用于紧急避孕的缺点：对盆腔感染性疾病无防护作用；须由经过专业培训的技术人员操作，并需要具备手术设备和器械；放置时可能会有些疼痛，未产妇可能疼痛尤为明显；有疼痛、出血等副作用。

③ IUD的禁忌证：妊娠；产褥期感染；流产后感染；盆腔感染性疾病；性传播疾病；化脓性宫颈炎；确诊或可疑的生殖道恶性疾病、恶性妊娠滋养细胞疾病；先天性宫腔形态异常或子宫肌瘤影响宫腔形态致使不宜放置IUD；已知的盆腔结核；原因不明的阴道出血，可疑有严重的子宫内膜病变。对处于性传播疾病高危状况（包括HIV阳性）和被强奸的妇女使用带铜IUD紧急避孕，在理论上或实际上的危险都超出了有益作用。在放置IUD前应仔细判断：是否IUD是最佳选择；是否其他方法不能获得和不可接受。放器后必须进行定期的随访检查。放器时可预防性给予抗生素。

④ 放置宫内节育器后的指导：讲明 IUD 紧急避孕的效果，其失败率为 1%，如果发生意外妊娠，应终止妊娠。放置宫内节育器后 1～2 天可能发生子宫痉挛和疼痛，可对症治疗使用镇痛药，轻者可不用服药。若不愿作为常规避孕，可在转经后取出宫内 IUD。若愿意作为常规避孕方法，则告诉要按期随访及带器有关的注意事项。

（2）激素避孕药

① 种类：

a. 雌、孕激素复方制剂：为传统方案，含有炔雌醇（EE）0.05mg 与左炔诺孕酮（LNG）0.5mg。此方案通常称为"Yuzpe 方法"，在无保护性生活后 72h 内尽早首次服用 2 片，隔 12h 再服 2 片。根据我国现有的避孕药，可使用复方 18 甲避孕药（含炔雌醇 30μg 与炔诺酮 300μg）代替，在无保护性生活 72h 内首次服用 4 片，隔 12h 再服 4 片。

b. 单纯孕激素：左炔诺孕酮每次 1 片，每片 0.75mg，相距 12h 再服一次，共 2 次。首次也应在无保护性生活后 72h 内服用。我国现有的速效探亲片每片含消旋炔诺孕酮 3mg（相当于左炔诺孕酮 1.5mg），可以每次半片，间隔 12h 再服半片。

c. 抗孕激素——米非司酮：经世界卫生组织在英国、中国和其他国家的多中心研究以及我国在北京、上海等地开展的多中心研究证实，采用米非司酮在无保护性的性生活后 120h 内一次服用 25mg 或 10mg 可以预防 80% 以上的妊娠发生。其优点是剂量小，副作用少。

也有在无保护性的性生活后 72h 内服用 25mg，间隔 12h 后再服 25mg，其预防妊娠发生率更高。

d. 双炔失碳酯（53 号抗孕丸）：每片 7.5mg，在无保护性的性生活 72h 内服 1 片，间隔 12h 后再服 1 片。作为紧急避孕药不够理想，效果较差，恶心、呕吐副作用较大。

② 作用机制：目前对药物作用机制尚不明确，可能与服药时妇女的月经周期有关。一般认为可以阻止或推迟排卵、受精及着床。但一旦已经着床则紧急避孕药物无效。紧急避孕药不引起流产。

③ 常见副作用及其处理：

a. 恶心：应用复方制剂者约 50% 可发生恶心，使用单纯孕激素的妇女，恶心发生率较前者少。服止吐药对减少恶心效果不确定，故不主张服止吐药。

b. 呕吐：应用复方制剂的妇女约 20% 发生呕吐，使用单纯孕激素者发生率约 5%。如果呕吐发生在服用紧急避孕药后 2h 以内，应重新给药。严重呕吐者，再次给药可改为阴道给药。

c. 阴道不规则出血：大多数妇女月经按期来潮或略提前。某些妇女服用紧急避孕药后可能有点滴出血。如月经延迟超过 1 周，应做妊娠试验。其他副作用包括乳房胀痛、头痛、眩晕、乏力等，可用阿司匹林或其他镇痛药对症处理。

④ 效果：在单次无保护性生活后，正确使用 Yuzpe 方案的妇女失败率约 2%。若不使用紧急避孕，妊娠的机会约大 4 倍。单纯孕激素方案效果相同。总的说来，

紧急避孕药效果不如常规避孕方法。因为紧急避孕药的妊娠率是根据使用一次计算，所以它不能与常规避孕药的失败率进行直接比较，而后者是在较长时间内有规律性生活妇女失败妊娠的概率。倘若经常使用紧急避孕药，则一年末的失败率将高于常规的避孕药。这是紧急避孕药为何不适宜于常规使用的理由之一。

3. 紧急避孕以后的避孕方法

避孕套可立即开始使用。子宫帽可立即开始使用。杀精剂或避孕药膜可以立即开始使用。口服避孕药：下次月经来潮的 5 天以内开始。注射避孕针：下次月经来潮的 7 天以内开始。IUD：下次月经来潮的 7 天内开始。自然避孕法：需要等待一个以上自然周期，以保证月经规律。埋植避孕：下次月经来潮的 7 天内。绝育：只有在知情选择后进行手术，不应在紧急避孕时建议，以免妇女处于压力之下盲目接受。

五、避孕方法的指导原则

（1）新婚夫妻可选用以下避孕方法　①避孕套（男用或女用）；②短效口服避孕药；③外用避孕药（栓剂、片剂、药膜、药膏/胶冻）；④如果较早察觉避孕失败，可在 3 天内采取紧急避孕措施；⑤阴道隔膜；⑥阴道避孕海绵；⑦宫颈帽。新婚夫妻不宜选用放置宫内节育器、长效避孕药、皮下埋植避孕术。

（2）生育过两个或者以上子女的育龄夫妻可选用以下避孕方法　①放置宫内节育器；②皮下埋植避孕术；③长效避孕药；④避孕套（男用或女用）；⑤短效口服

避孕药；⑥外用避孕药（栓剂、片剂、药膜、药膏/胶冻）；⑦输卵（精）管绝育术；⑧阴道隔膜；⑨阴道避孕海绵；⑩宫颈帽。

（3）哺乳期妇女可选用以下避孕方法　①避孕套（男用或女用）；②外用避孕药（栓剂、片剂、药膜、药膏/胶冻）；③放置宫内节育器；④皮下埋植避孕术；⑤单纯孕激素类避孕药；⑥阴道隔膜；⑦阴道避孕海绵；⑧输卵（精）管绝育术。哺乳期妇女不宜选用雌激素-孕激素复合避孕药。

（4）剖宫产术后的妇女可选用以下避孕方法　①避孕套（男用或女用）；②外用避孕药（栓剂、片剂、药膜、药膏/胶冻）；③放置宫内节育器（根据子宫恢复情况）；④阴道隔膜；⑤生育多孩的妇女施行剖宫产的同时，可施行输卵管绝育术；⑥阴道避孕海绵；⑦宫颈帽。

（5）更年期妇女可选用以下避孕方法　①放置宫内节育器（无异常情况，可放置到绝经半年至一年内取出）；②避孕套（男用或女用）；③外用避孕药（栓剂、片剂、药膜、药膏/胶冻）；④阴道隔膜；⑤雌激素-孕激素复合避孕药（45岁以下）；⑥阴道避孕海绵；⑦宫颈帽。

（6）两地分居的夫妻可选用以下避孕方法　①速效探亲避孕药；②避孕套（男用或女用）；③外用避孕药（栓剂、片剂、药膜、药膏/胶冻）；④阴道隔膜；⑤放置宫内节育器；⑥皮下埋植避孕术；⑦输卵（精）管绝育术；⑧阴道避孕海绵；⑨宫颈帽。

（7）高血压病患者可选用以下避孕方法　①放置宫内节育器；②外用避孕药（栓剂、片剂、药膜、药膏/胶冻）；③避孕套（男用或女用）；④阴道隔膜；⑤阴道避孕海绵；⑥宫颈帽。高血压病患者不宜选用口服避孕药、避孕针剂、皮下埋植避孕术。

（8）糖尿病患者可选用以下避孕方法　①放置宫内节育器；②避孕套（男用或女用）；③外用避孕药（栓剂、片剂、药膜、药膏/胶冻）；④阴道隔膜；⑤阴道避孕海绵；⑥宫颈帽。糖尿病患者慎用甾体激素避孕药。

（9）乳腺疾病患者可选用以下避孕方法　①放置宫内节育器（不包括含甾体激素避孕药的宫内节育器）；②避孕套（男用或女用）；③外用避孕药（栓剂、片剂、药膜、药膏/胶冻）；④阴道隔膜；⑤阴道避孕海绵；⑥宫颈帽。乳腺疾病患者不宜选用甾体激素避孕药。

（10）慢性肝炎患者可选用以下避孕方法　①放置宫内节育器（不包括含甾体激素避孕药的宫内节育器）；②避孕套（男用或女用）；③外用避孕药（栓剂、片剂、药膜、药膏/胶冻）；④阴道隔膜；⑤阴道避孕海绵；⑥宫颈帽。

（11）生殖道感染患者可选用以下避孕方法　①避孕套（男用或女用）；②阴道隔膜（阴道炎、子宫颈炎患者不宜选用）；③口服避孕药；④长效避孕药；⑤皮下埋植避孕术。生殖道感染患者在生殖道感染急性期不宜选用外用药，炎症期可加用避孕套。

在避孕方法的选择问题上，医师应该注意要遵循知情的原则。坚持专业指导与个人自愿相结合，维护服务对象避孕方法的知情选择权益，在双向知情的基础上，让个体选择适合自己的避孕方法。

第十九章
甲状腺疾病与妇科内分泌

一、甲状腺功能亢进症

1. 定义

甲状腺功能亢进症（hyperthyroidism）简称甲亢，是指由多种病因导致甲状腺功能增强，分泌甲状腺激素过多以致多个系统出现病理性变化的临床综合征。由于甲状腺功能亢进常伴有女性生殖内分泌异常，在此主要介绍与女性内分泌有关的内容。

2. 诊断要点

（1）内分泌变化

① T_3、T_4、FT_3、FT_4 增加，TSH、FSH 降低。

② 轻度甲亢起病之初，FSH、LH 在正常范围之内；中重度甲亢，对 TRH、TSH、GnRH 反馈抑制，FSH、LH 下降。

③ E_2 水平较正常高 2～3 倍，这是由肝脏性激素结合球蛋白（SHBG）合成增加及 E_2 外周转换率增加所致的。

④ 雄激素升高，睾酮和雄烯二酮升高。

（2）甲亢性月经失调　轻度甲亢在疾病初期，因无明显的内分泌系统失调现象，故月经周期无失调表现。随后由于卵巢的分泌功能受到影响，甾体激素的分泌释放增多，子宫内膜对激素的反应性增强，内膜发生增生过长，临床上出现月经过多、过频，排卵障碍相关异常子宫出血等。但随着甲亢发展至中重度，T_3、T_4 增多，对下丘脑-垂体的 TRH-TSH 和 GnRH-FSH、LH 轴的反馈性抑制，性激素的分泌释放及代谢均受到阻滞，而分解、灭活、清除过程加速，临床上则出现月经稀发、经量减少，直至闭经。

（3）甲亢对生殖能力的影响　甲亢对生殖能力的影响不一，有的无排卵，故导致不孕。有的虽有月经异常，但仍有排卵甚至受孕。因此，对闭经者，也应考虑妊娠的可能。

（4）T_3、T_4 分泌过多症候群　新陈代谢增加，神经、心血管系统功能亢进，如紧张焦虑、烦躁易怒、心悸胸闷、收缩压上升、舒张压下降、脉压增大、食欲亢进但多食消瘦。

（5）甲状腺呈弥漫性对称性肿大

（6）甲状腺功能检查

① T_3、T_4 测定：总甲状腺激素包括 TT_3、TT_4。TT_3 包括结合 T_3 和游离 T_3，正常值 $100 \sim 200 \text{ng/d}$。TT_4 包括结合 T_4 和游离 T_4，正常值 $4 \sim 12 \mu\text{g/d}$（CCPAB 法）。TT_3、TT_4 变化改变平行，但甲亢和甲亢复发早期，TT_3 往往上升很快，约为正常值的 4 倍。TT_4 上升较缓，仅为正常值的 2.5 倍。故而 TT_3 为诊断本病的敏感指标，对本病初期、治疗中疗效观察及治

疗复发先兆更为敏感。

② 甲状腺摄碘率：本法诊断甲亢符合率达 90%。

3. 治疗要点

本病的治疗原则是调整两个腺体的功能，两者兼顾，首先纠正甲亢，甲状腺功能恢复正常后，卵巢功能及月经周期也多恢复正常。

（1）抗甲状腺药物治疗

① 药物：常用药物为硫脲类，如甲硫氧嘧啶（MTU）、丙硫氧嘧啶（PTU）。咪唑类，甲巯咪唑（MMI）、卡比马唑（CMZ）。

② 适应证：a. 病情轻甲状腺小者；b. 年龄在 20 岁以下，孕妇，年迈合并严重心、肝、肾等病而不宜手术者；c. 术前准备；d. 术后复发，不宜用^{131}I 治疗者；e. 作为放射性^{131}I 治疗前后的辅助治疗。

③ 剂量与疗程：

a. 初治期：MTU 或 PTU 300～450mg/d，或 MMI 或 CMZ 30～40mg/d，分 2～3 次口服，至症状缓解或 TT_3、TT_4 恢复正常时即可减量。

b. 减量期：每 2～4 周减量 1 次，MTU 或 PTU 每次减 50～100mg，MMI 或 CMZ 每次减 5～10mg，待症状完全消除，体征明显好转后，再减至最小维持量。

c. 维持期：MTU 或 PTU 50～100mg/d，或 MMI 或 CMZ 5～10mg/d，维持至 1.5～2 年，还可在停药前维持量减半。

d. 注意问题：疗程中除非有较严重反应，一般不宜中断，并定期随访疗效反应，治疗中如症状缓解而甲状腺肿大或突眼反而恶化时，抗甲状腺药物可酌情减量，并可加用干甲状腺片 40～60mg/d。

④ 副作用：

a. 粒细胞减少（MTU 多见，MMI 次之，PTU 最少）。如白细胞低于 $3.0×10^9/L$ 或中性粒细胞低于 $1.5×10^9/L$，应考虑停药。

b. 药疹较常见，可用抗组胺药控制，不用停药。皮疹加重，则立即停药，以免发生剥脱性皮炎。

c. 肝功能损害，定期复查肝功能。

（2）其他药物治疗

① 复方碘液：仅用于术前准备及甲状腺危象。

② 普萘洛尔：β 受体阻滞药，用于甲亢初治期；与碘剂合用于术前准备，剂量为 10～40mg，每日 3～4 次，哮喘患者禁用。

（3）手术治疗　甲状腺次全切除术。

（4）调整月经周期　如经甲亢治疗，甲状腺功能已恢复正常，但月经仍失调，可采用雌孕激素周期治疗。

二、甲状腺功能减退症

1. 定义

甲状腺功能减退症（hypothyroidism）简称甲减，是内分泌原因引起的甲状腺激素合成分泌或生物效应不足所致的一组内分泌疾病。

2. 诊断要点

（1）内分泌变化

① T_3、T_4、FT_3、FT_4 降低，TRH、TSH 增加。

② 泌乳-闭经：TRH 分泌增加，刺激垂体催乳素（PRL）分泌所致。

③ 性器官萎缩，生殖功能显著抑制：甲状腺激素可影响卵巢类固醇激素代谢和转化过程，甲状腺激素分泌不足影响卵巢细胞的代谢率并使之降低，致雌激素分泌不足，导致卵泡发育停滞。甲减者80%导致性腺功能发育迟缓，有月经周期者，其妊娠率仅为常人的2%～10%。甲减越严重，闭经、不孕、流产、胎儿畸形发生率越高。

④ 甲减性月经失调：由于甲状腺激素分泌减少，解除了对下丘脑-垂体的抑制作用，TRH-TSH 分泌增加。由于垂体促激素中枢散射作用，可增强 FSH 分泌。FSH 在少量的 LH 的协同作用下，早期可能激发卵泡发育，并短暂释放过量的雌激素，致子宫内膜增生过长而出现排卵障碍相关异常子宫出血。同时，垂体的 LH 分泌减少，或无排卵，或有排卵但黄体功能不全，从而造成月经周期缩短，或不规则子宫内膜脱落。随后散射作用减弱，促性腺激素分泌减少，卵泡发育停滞，发生月经不规则或闭经。

（2）一般表现　畏寒无力，表情淡漠，反应迟钝，水肿，皮肤缺乏弹性，毛发稀疏脱落。

（3）神经系统　智力减退，记忆力、注意力、理解力、计算力均减弱。

（4）循环系统　心悸，气短，心动过缓，心脏扩大，有时伴有心包、胸腔等浆膜积液。

（5）消化系统　食欲减退，胃酸分泌减少，肠蠕动减弱。

（6）实验室检查　①$TT_4 < 52nmol/L$；②T_3摄取试验降低；③FT_4减低；④$TSH > 5.0U/L$；⑤甲状腺摄碘率降低；⑥FSH、LH降低，PRL轻度升高。

3. 治疗要点

补充甲状腺素。

（1）甲状腺素片

① 从小剂量开始，甲状腺素片应从$10 \sim 20mg/d$开始，以后每隔$1 \sim 2$周逐渐增加药量。$1 \sim 2$个月或更长时间增加至$60 \sim 120mg/d$。加药时注意心脏有无不良反应，TSH恢复正常，需$1.5 \sim 2$个月时间。

② 维持剂量，应使血清FT_4在正常范围，TSH正常或稍高。

（2）左甲状腺素（$L\text{-}T_4$）　为首选，起始量$25 \sim 50\mu g/d$，每次可增加$25\mu g$，维持量$100 \sim 150\mu g/d$。每日早晨服药1次。

第二十章
妇科肿瘤与内分泌

一、产生激素的女性生殖系统肿瘤

1. 可产生 hCG 的肿瘤

如妊娠滋养细胞肿瘤（葡萄胎、侵蚀性葡萄胎、绒毛膜癌），原发性卵巢绒癌，部分卵巢胚胎性恶性肿瘤等。

2. 可产生性激素的肿瘤

（1）可产生雌激素的肿瘤　如卵巢性索间质肿瘤（颗粒细胞瘤、卵泡膜细胞瘤、部分睾丸母细胞瘤、两性母细胞瘤），卵巢部分间质黄素化上皮性肿瘤（浆液性囊腺瘤、黏液性囊腺瘤、Brenner 瘤）。

（2）可产生孕激素的肿瘤　如卵巢性索间质肿瘤（颗粒细胞瘤、卵泡膜细胞瘤等）。

（3）可产生雄激素的肿瘤　如卵巢性索间质肿瘤（睾丸母细胞瘤、两性母细胞瘤），黄素化颗粒细胞瘤和卵泡膜细胞瘤。

3. 可产生 AFP 的肿瘤

如卵巢生殖细胞肿瘤，卵巢胚胎性癌，内胚窦瘤，多胚瘤，未成熟畸胎瘤及混合性无性细胞瘤含有卵黄囊成分者。

4. 可产生 CA125 的肿瘤

如卵巢浆液性囊腺癌，卵巢黏液性囊腺癌，卵巢子宫内膜样癌，子宫内膜癌，宫颈腺癌等。

5. 可产生 CA19-9 的肿瘤

如卵巢黏液性囊腺癌，卵巢浆液性囊腺癌，子宫内膜癌，宫颈管腺癌等。

6. 可产生 CEA 的肿瘤

如卵巢黏液性囊腺癌为主的上皮性癌，宫颈癌，子宫内膜癌，阴道癌及外阴癌等。

二、卵巢肿瘤的其他内分泌功能

1. 高钙血症

卵巢透明细胞癌常引起高钙血症，肿瘤细胞分泌多肽类物质，很像副甲状腺素。

2. 甲状腺功能亢进症

卵巢甲状腺肿，即高度特异性的卵巢畸胎瘤，可分泌甲状腺激素。蛋白结合碘及甲状腺[131]I 吸收率测定都增高。临床上有心动过速、震颤等甲状腺功能亢进症现象。

3. 低血糖

卵巢纤维瘤、浆液性囊腺瘤等合并低血糖，是由于肿瘤释放胰岛素样物质。

4. 多血症

某些卵巢恶性肿瘤刺激血红蛋白的合成，引起多血症。

5. 异位 ACTH 综合征

有些卵巢分泌 ACTH 样多肽类物质，引起库欣综合征。

三、妇科恶性肿瘤的内分泌治疗

1. 子宫内膜癌的孕激素治疗

雌孕激素受体均阳性的子宫内膜癌对于孕激素治疗的反应率为 80%～100%。高效孕酮可促使子宫内膜癌细胞逆转、分化。用于中晚期子宫内膜腺癌的手术后单独或联合治疗，以达到巩固治疗的目的。用于晚期、复发、有严重并发症不能手术者的姑息性治疗。治疗原则：剂量常为内分泌治疗量的 10～20 倍。例如，甲羟孕酮 200～400mg/d；己酸孕酮 500mg，每周 2 次，一般用 3～6 个月。其间每月复查肝功能。

2. 子宫内膜间质肉瘤

雌孕激素受体阳性的低度恶性的子宫内膜间质肉瘤，术后应加用孕激素治疗。治疗方法及注意事项同子宫内膜癌。

第二十一章

妇科内分泌常用检查方法及结果分析

一、基础体温测定

基础体温（basal body temperature，BBT）指静息情况下所产生的体温。随卵巢激素的改变而改变。

1. 测定方法

睡眠 6～8h 后、无任何活动前，测口腔体温 5min。从月经第一天开始，至少 3 个周期。

2. 结果分析及意义

（1）双相型基础体温　由于孕酮的升温作用，月经周期前半期（卵泡期）为低温相（36.5℃），后半期（黄体期）为高温相（36.8～37℃），称为双相体温曲线，是有排卵月经周期的表现。

（2）单相型基础体温　体温曲线有小波动，但与月经周期无关，常见于无排卵型月经失调者。

3. 临床应用

（1）判断有无排卵　黄体期较卵泡期体温上升

0.3～0.6℃。BBT 呈双相，提示有排卵；BBT 呈单相，提示无排卵，准确率 70%～80%。

(2) 预测排卵日　BBT 上升前 1～2 天为排卵日。结合排卵前尿 LH 峰值，峰值后 36h 排卵，更能准确掌握排卵日。

(3) 观察黄体功能　黄体期相对稳定，一般在下次月经前 12～16 天，体温上升缓慢（>3 天），上升幅度 <0.3～0.5℃或持续<12 天，提示黄体功能不足。

(4) 诊断早孕及推测预产期　BBT 上升 18 天以上，提示早孕可能，上升>20 天可初步确诊为早孕，对于月经周期不准者，参考 BBT 可较准确推测预产期。

(5) 诱导排卵　对于无排卵患者可指导用药剂量及观察效果(用药后是否出现双相型体温)。

(6) 协助诊断出血类型　根据 BBT 了解月经周期全貌，判断排卵障碍相关异常子宫出血类型及区分异常出血、正常月经。

(7) 反映低热　卵泡期基础体温基线在 36.5℃以上或黄体期体温高于 37℃，视为低热，考虑排除盆腔结核与子宫内膜异位症。

(8) 提示其他疾病　如 BBT 呈双相而闭经者，提示子宫性闭经。

二、阴道脱落细胞学检查

阴道上皮为鳞状上皮，细胞随卵巢激素的影响发生周期性的变化，因此，阴道脱落细胞可反映体内激素的水平。正常阴道上皮分三层：底层细胞、中层细胞、表层细胞。雌激素能使阴道上皮细胞增殖变厚，由底层细胞发展为中层细胞，最后为成熟的表层细胞。孕激素不能使阴道细胞增殖，雄激素只能使底层细胞变为中层细胞。

1. 阴道涂片标本采取方法

理想部位为阴道上段侧壁。阴道窥器不蘸润滑剂，以木刮板轻刮分泌物少许，均匀涂于玻片上，95%酒精固定，巴氏染色，显微镜下计数100个不同层的细胞。

2. 临床应用

阴道细胞成熟指数（MI）：底层细胞数/中层细胞数/表层细胞数。评价雌激素的影响程度：

① 表层细胞占60%以上为高度影响。

② 表层细胞占20%～60%为中度影响。

③ 表层细胞占20%以下为轻度影响。

三、子宫颈黏液检查

子宫颈黏液主要由子宫颈管内腺体的分泌细胞分泌，在正常月经周期中，宫颈黏液的量受卵巢激素的影响呈周期性的变化。

1. 取黏液的方法

阴道窥器暴露宫颈，以棉签拭净宫颈外口的阴道分泌物，用干燥长弯钳或注射器（去针头）进入宫颈管内0.5～1.0cm取样。

2. 宫颈黏液评分

宫颈黏液评分见表21-1。

表 21-1　宫颈黏液评分

宫颈黏液	0 分	1 分	2 分	3 分
黏液量	无	0.1mL	0.2mL	0.3mL
拉丝度	<1cm	1~4cm	5~8cm	>9cm
羊齿状结晶	无	少许	线型	分支多、直
细胞/HP	≥11 个	6~10 个	1~5 个	偶见或无
宫颈外口	闭	闭	部分开	大张开如瞳孔状

注：0~3 分为功能不全；4~7 分为功能不良；8~10 分为功能良好；10~12 分为功能优秀。

3. 宫颈黏液结晶分型

（1）Ⅰ型　典型的羊齿植物叶状结晶，主干粗，分支细长，示最佳的雌激素作用，见于排卵期。

（2）Ⅱ型　较典型结晶，分支少而短，雌激素中度影响。

（3）Ⅲ型　不典型结晶，树枝形象较模糊，分支少而疏，示雌激素水平低，见于月经的第 8~10 天。

（4）Ⅳ型　主要为比白细胞大 2~3 倍的椭圆体或菱形物，见于妊娠期或黄体期。

4. 宫颈黏液评分的临床应用

（1）预测或确定排卵　评分≥9 分为排卵信号；评分从最高分在 1~2 天内急骤下降，伴黏液变稠提示排卵已发生。

（2）诊断妊娠　月经过期，椭圆体持续 2 周以上，可能为妊娠。若早孕期见到不典型结晶，提示孕激素不足，可能发生先兆流产。

（3）鉴别闭经类型　有周期性变化的闭经为子宫性闭经，不出现羊齿状结晶的闭经，在性腺及以上部位，出现椭圆体而无周期性变化，提示早孕可能。

四、激素测定

1. 雌激素正常值及临床意义

雌激素包括雌二醇（E_2）、雌酮（E_1）和雌三醇（E_3），E_2 是女性体内生物活性最强的雌激素，E_3 是 E_2 和 E_1 的降解产物，活性最弱。

（1）雌激素的来源和正常值　绝经前雌激素主要来源于卵巢，分泌量主要取决于卵泡的发育和黄体功能。绝经后雌激素主要是 E_1，且基本上来自雄烯二酮的外周转化。血雌二醇（E_2）正常值见表 21-2。

表 21-2　血雌二醇（E_2）正常值范围

单位：pmol/L

年龄/岁		均值	范围
1～6		29.36	18.35～36.70
6～10		44.04	18.35～110.10
10～17		348.65	18.35～1504.70
成年	卵泡期		92.0～275.0
	排卵期		734.0～2202.0
	黄体期		367.0～1101.0
	妊娠早期		3670.0～18350.0
	妊娠中期		18350.0～55050.0
	妊娠晚期		36700.0～146800.0
绝经后			18.35～91.75

（2）临床意义

① E_2 为青春期启动及诊断性早熟的激素指标之一。

② E_2 是确定卵巢功能的技术指标之一，如 E_2 降

低、FSH 升高为卵巢功能低下。

③ $E_1/E_2 > 1$ 提示 E_1 的外周转化增加，为雌激素增加的间接证据，如绝经后、PCOS。

④ E_2 水平用于药物诱发排卵和超促排卵时卵泡成熟和卵泡过度刺激的监测指标，以及选定 hCG 用药和收集卵子的时间。

⑤ 性早熟 $E_2 > 275\text{pmol/L}$，或闭经而 E_2 超过生理范围时提示有外分泌 E_2 的卵巢肿瘤，如卵巢颗粒细胞瘤。

2. 孕激素正常值及临床意义

（1）孕激素的来源及正常值　人体孕激素由卵巢、胎盘和肾上腺产生。血清孕酮正常值见表 21-3。

表 21-3　血清孕酮正常值范围

单位：nmol/L

时期		正常范围
育龄期	卵泡期	<3.2
	中期峰	<3.2
育龄期	黄体峰	15.9～63.6
	妊娠早期	63.6～95.4
	妊娠中期	159.0～318.0
	妊娠晚期	318.0～1272.0
绝经后		<3.2

（2）孕酮测定的临床意义

① 监测排卵：血孕酮 $>16\text{nmol/L}$ 为排卵标准。

② 预测排卵：血孕酮与 LH 排卵峰同时上升。

③ 诊断黄体功能缺陷：黄体中期排卵后第 5 天、

第 7 天、第 9 天 3 次取样测定孕酮，若三值的平均值＜47.7nmol/L 为黄体功能不足。

3. 雄激素正常值及临床意义

女性血循环中主要有 4 种雄激素，即睾酮、雄烯二酮、脱氢表雄酮和硫酸脱氢表雄酮，睾酮活性最高，为雄烯二酮的 5～10 倍。

（1）雄激素的来源和正常值　在绝经前，直接和间接来自卵巢的睾酮占循环总量的 2/3，间接来自肾上腺的睾酮占总量的 1/3，女性血睾酮水平在 0.7～2.1nmol/L，上限为 2.8nmol/L。雄烯二酮由卵巢和肾上腺分泌各占一半，正常值为 3.5～10.5nmol/L。脱氢表雄酮 70%～90% 由肾上腺产生，10%～30% 来源于卵巢，正常值为 6.9～18.0nmol/L。硫酸脱氢表雄酮则几乎全部来源于肾上腺，正常值为 2.7～8.8μmol/L。绝经期的雄激素主要来源于肾上腺，少量来自卵巢间质和门细胞，其值约为绝经前的一半。

（2）雄激素测定的临床意义

① 性早熟。

② 多囊卵巢综合征。

③ 迟发型 21-羟化酶缺陷症。

④ 间质-卵泡膜细胞增殖症。

⑤ 多毛症。

4. 促性腺激素正常值及临床意义

（1）FSH 和 LH 的来源和正常值　垂体前叶在下丘脑促性腺激素释放激素的控制下分泌 FSH 和 LH。血清 FSH 和 LH 正常值见表 21-4。

表 21-4　血清 FSH 和 LH 正常值范围

单位：IU/L

时期	FSH	LH
卵泡期	5～12	5～30
排卵期	12～18	75～150
黄体期	5～15	3～30
绝经期	>40	30～130

（2）FSH 和 LH 测定的临床意义

① 青春期启动和真性性早熟的标志：LH>5IU/L，表示青春期启动和真性性早熟。

② 检测 LH 排卵峰预测排卵：一般排卵发生在 LH 峰后 36h。

③ 对闭经的鉴别：FSH>40IU/L 为高促性腺激素闭经，考虑卵巢性闭经；FSH 和 LH 均<5IU/L 为低促性腺激素闭经，原因可能在下丘脑或垂体，需进一步行 GnRH 兴奋试验，观察 LH 的反应性。

④ 血 LH/FSH>2～3 时应怀疑多囊卵巢综合征或少见的迟发性肾上腺皮质增生症。

⑤ 根据 FSH 在氯米芬试验中的反应程度估计卵巢储备功能。

5. 催乳素正常值和临床意义

催乳素主要由垂体的 PRL 细胞分泌，是一种多肽激素，含 198 个氨基酸。PRL 在非孕期水平为 10～25μg/L，且下午较上午高，入睡后短期内 PRL 分泌增加，任何应激状态可使 PRL 分泌增加。PRL 测定用于诊断高催乳素血症的月经失调或生殖功能障碍等。

五、内分泌腺功能试验

1. 孕激素试验

（1）目的　评价内源性雌激素水平及生殖道的完整性。

（2）方法　黄体酮 $10 \sim 20mg/d$，肌内注射，共 $3 \sim 5$ 天；或甲羟孕酮 $8 \sim 10mg/d$，口服，共 5 天。

（3）结果判定　若停药后 $3 \sim 7$ 天出现撤退性出血，为阳性，否则为阴性。

（4）意义　阳性表明下生殖道通畅，体内有充分的雌激素，病变可能在下丘脑-垂体，造成排卵障碍。阴性提示体内缺乏雌激素或生殖道完整性异常。

2. 雌孕激素试验或人工周期试验

（1）目的　孕激素试验阴性时应用。

（2）方法　口服戊酸二醇 $1 \sim 2mg/d$，共 21 天，第 11 天加用黄体酮 $10mg/d$，或者雌二醇片/雌二醇地屈孕酮片（28 片），戊酸雌二醇片/雌二醇环丙孕酮片（21 片）。

（3）结果判定　若停药 $3 \sim 7$ 天出现撤退性出血，为阳性，否则为阴性。

（4）意义　阳性表明子宫内膜有功能，闭经是因为体内雌激素不足。阴性表明病变可能在子宫。

3. 促性腺激素试验

（1）目的　鉴定闭经原因在卵巢、垂体或下丘脑。孕激素及人工周期试验阳性时用。

（2）方法　于撤退性出血第 5 天起，肌内注射

hMG 或 FSH 75～150IU/d，连续 4～5 天。

（3）意义　B 超检查若有卵泡发育，提示病变在垂体或下丘脑，若无卵泡发育，提示病变在卵巢。

4. 氯米芬试验

（1）适应证　用于体内有一定雌激素水平或青春期发育延迟者。

（2）方法　于月经或撤退性出血第 5 天起，口服氯米芬 50～100mg/d，共 5 天。于服药第 1 天、第 3 天、第 5 天测 FSH 和 LH，第 3 周测孕酮。

（3）结果判定　若服药后 FSH、LH 值较用药前高，为阳性反应，否则为阴性。

（4）意义　阳性表明下丘脑调节功能正常，下丘脑-垂体轴功能完整；阴性表明下丘脑-垂体功能障碍，需做 LHRH 试验加以区别。若第 3 周 P 升高＞10ng/mL，提示有排卵。

5. 垂体兴奋试验（GnRH 刺激试验）

（1）目的　测定垂体分泌 LH 的储备功能，鉴别下丘脑或垂体性闭经，预测 GnRH 治疗反应。

（2）方法　清晨空腹静脉注射 LHRH 100μg（溶于生理盐水 5mL），分别于注射前及注射后 15min、30min、60min 及 90min 取血，测血中 LH 值。

（3）结果判定　注射后 15～30min，LH 值升至注射前 2～3 倍，为垂体正常反应。

（4）意义　下丘脑病变：反应正常或延迟；垂体病变：反应低下或无反应；性早熟或青春期延迟：呈正常成人反应；卵巢功能低下：反应增高，FSH、LH 基础值亦高。

六、染色体检查

1. 适应证

① 家庭成员中有多个先天畸形。

② 根据症状和体征疑为唐氏综合征的小儿及其双亲。

③ 复发性流产。

④ 明显体态异常，智能发育不全，特别是伴有先天畸形者。

⑤ 有特纳综合征或 Klinefelter 综合征的症状及体征者。

⑥ 原发性闭经及长期不育者。

⑦ 外生殖器异常，男女性别不清者。

⑧ 各种具有标记染色体的恶性肿瘤。

2. 正常核型与异常核型

（1）正常核型

46，XX——正常女性，46 条染色体，两条 X 染色体。

46，XY——正常男性，46 条染色体，一条 X 染色体和一条 Y 染色体。

（2）染色体数畸变

45，X——45 条染色体，一条 X 染色体。

47，XXY——47 条染色体，性染色体为 XXY。

45，XX，－C——45 条染色体，性染色体为 XX，丢失了一条 C 组染色体。

48，XXY，＋C——48 条染色体，性染色体为

XXY，多一条 C 组染色体。

47，XY，+21——47 条染色体，性染色体为 XY，多一条 21 号染色体。

69，XXY——染色体数为 69，性染色体为 XXY，三倍体。

92，XXXX——染色体数为 92，性染色体 XXXX，四倍体。

45，X/46，XY——具有两个细胞系的嵌合体：一个细胞系有 45 条染色体，有一条 X 染色体；另一个细胞系有 46 条染色体，性染色体为 XY。

3. 临床分类

（1）特纳综合征　45，X。

（2）先天睾丸发育不全综合征　47，XXY，外表男性，阴茎短小，睾丸发育不全，部分出现女性乳房。

（3）超雌综合征　常见核型 47，XXX，48，XXXX。外表女性，眼距宽，眼裂上斜，鼻梁低平，月经异常，不育，智力障碍等。

（4）46，XX，或 46，XY，或 45，XO/46，XY 性腺发育不全

七、妇科内分泌疾病的超声检查

（1）观察子宫内膜变化

① 正常周期子宫内膜变化

a. 增殖期：月经第 5～14 天。子宫内膜厚度自 0.5mm 增生至 3～5mm；其中增殖期早期为月经周期第 5～7 天，此期内膜较薄，仅 1～2mm。

b. 分泌期：月经第 15～28 天。分为分泌早、中、晚期，分泌晚期也就是月经周期第 24～28 天，为月经来潮前期，子宫内膜厚达 10mm。

c. 月经期：月经第 1～4 天。雌孕激素共同撤退，子宫内膜功能层崩解脱落。

② 绝经期子宫内膜变化

正常值：平均 3.4mm±1.2mm，为萎缩性子宫内膜。当前多数指南以绝经 1 年后经阴道超声下子宫内膜厚度为 4～5mm 作为诊断绝经后子宫内膜增厚的临界值，有研究提示子宫内膜厚度小于 5mm 的患者发生子宫内膜癌的风险小于 1%。需要注意的是，以上标准对于无症状子宫内膜增厚患者并不适用，对于绝经后无症状子宫内膜增厚的患者，内膜厚度多少时需行干预，目前无统一阈值。对这部分女性是否行子宫内膜活检或宫腔镜检查，目前尚存有很大争议。

（2）监测卵泡发育及排卵

（3）指导促排卵药及使用 hCG 时间

（4）预防或减少卵巢过度刺激综合征

（5）协助诊断多囊卵巢综合征　多囊卵巢声像特点：a. 双侧卵巢体积增大，为正常卵巢的 1～3 倍；b. 卵巢周边有 ≥10 个以上的小卵泡，直径 <8～10mm；c. 卵巢周边回声增强、增宽，为增厚的卵巢包膜回声。

（6）彩超可以从卵泡的血管、卵巢的血流预测排卵、黄体功能　正常月经周期排卵侧卵巢随卵泡发育，卵巢动脉阻力明显降低，持续至黄体中期，对侧卵巢无明显变化，排卵前 2～4 天，排卵后 2～3 天，均表现为低阻力型。

八、妇科内分泌疾病的放射影像学检查

1. X 线检查

（1）骨龄测定　一般以尺骨、桡骨远端和指骨、掌骨结合的时间及腕部 8 块腕骨骨化中心的出现来推算，9 岁以前骨龄的简易推算：骨龄＝腕骨骨化中心数＋1，＞2 岁提示性早熟，摄右手正位片包括腕关节（见表 21-5）。

表 21-5　上肢骨化中心出现时间及骨性结合时间

骨骼名称	骨化中心出现时间	骨性结合时间
头状骨	出生～6 个月	
钩骨	出生～6 个月	
三角骨	6 个月～4 岁	
月骨	6 个月～4 岁	
大多角骨	1.5～9 岁	
舟状骨	2.5～9 岁	
小多角骨	2.5～9 岁	
豌豆骨	7～16 岁	
掌骨	10 个月～3 岁	17～18 岁
指骨	5 个月～4 岁	17～18 岁
尺骨远端	4～7 岁	20～22 岁
桡骨远端	1～2 岁	20～22 岁

（2）骨质疏松症　以摄第 3 腰椎侧位片为标准进行

分类。

① Ⅰ度：椎体纵形骨梁明显，椎体终板明显。

② Ⅱ度：椎体纵形骨梁粗糙，椎体终板变薄。

③ Ⅲ度：椎体纵形骨梁不明显，椎体骨质整体有模糊感。

Ⅰ度为正常；Ⅱ度为中度骨质疏松；Ⅲ度为重度骨质疏松。

2. CT、 MRI检查

垂体的蝶鞍区肿瘤、肾上腺肿瘤。

九、腹腔镜在妇科内分泌中的应用

1. 适应证

不孕症，内生殖器畸形，不明原因下腹痛，多囊卵巢综合征，盆腔肿物，计划生育手术并发症等。

2. 腹腔镜检查

可直接观察子宫及卵巢发育情况、盆腔有无肿物及肿物性质、子宫内膜异位症病灶部位及有无粘连、输卵管走向及伞端是否开放等。

3. 腹腔镜手术

分离粘连，输卵管通畅试验及造口，卵巢打孔或活检，肿物剥除或切除，子宫内膜异位症病灶切除或电灼，子宫整形或切除，46，XY者性腺切除等手术。

第二十二章
妇科内分泌常用药物

一、雌激素类药物

1. 概述

天然雌激素有雌二醇、雌酮、雌三醇。雌二醇是卵巢分泌的主要激素，卵巢只是分泌少量的雌酮，雌酮和雌三醇是由雌二醇转化而来的。妊娠期大量的雌激素是由胎盘合成的，除此之外，肾上腺和睾丸也能合成少量雌激素。

在体内，雌激素以雄烯二酮和睾酮为前体，在芳香化酶的作用下转化为雌激素。绝经前妇女，雌激素主要由卵巢产生；绝经后妇女，雌激素主要来源于脂肪组织基质，以肾上腺皮质分泌的脱氢表雄酮为前体合成雌激素。妊娠期，大量的雌激素由胎盘合成，胎盘以胎儿体内的脱氢表雄酮以及 16-羟甾醇为前体，分别合成雌酮和雌三醇，这二者是孕妇体内大量天然雌激素的来源。

天然雌激素均为 18 碳甾体化合物，含有 3 位酚羟基的 A 环和 17 羟基的 D 环，其中 3 位酚羟基的 A 环是雌激素类的最重要结构特征，为与雌激素受体高度选择性结合所必需。其中雌二醇的活性最强，雌酮次之，雌三醇最弱。

合成雌激素是以天然雌激素为母体，改变其化学结构而获得，具有口服有效、强效、长效的特点。按照化学结构可以分为两类：一类是甾体化合物，如炔雌醇（ethinyl estradiol，EE）、炔雌醚（quinestrol）、美雌醇（mestranol）等，具有强效和口服有效的特点。苯甲酸雌二醇（estradiol benzoate）、戊酸雌二醇（estradiol valerate）等，具长效的特点。另一类是非甾体化合物，如己烯雌酚（diethylstilbestrol）、己烷雌酚（hexestrol），其结构与雌二醇相似，具有长效和口服有效的特性。

2. 生理作用和药理作用

雌激素的主要作用是促进和调节女性器官的生长、发育和生殖，也对机体代谢、心血管、骨骼等有影响。

（1）对生殖系统的作用　对未成年女性，雌激素促进性器官和第二性征的发育；对成年女性除了保持女性性征之外，还发生周期性的变化，调节子宫内膜的周期变化，形成月经周期。雌激素能促进子宫内膜和肌层的代谢，使核酸和蛋白质合成增加，从而使子宫内膜增厚，增加子宫的活动，提高了子宫内膜对缩宫素的敏感性；此外，雌激素也使阴道上皮增生，细胞内糖原增加，浅表层细胞发生角化，增强了对病原菌的抵抗力。此外，雌激素还能通过对下丘脑-垂体的正、负反馈作用来促进或者抑制垂体促性腺激素的释放，进而影响卵巢的形态和功能。而大量雌激素对下丘脑-垂体轴的负反馈，抑制促性腺激素的分泌，进而影响卵泡的发育、成熟以及对排卵的抑制。

（2）对乳腺的作用　雌激素对乳腺的作用表现为对乳腺导管和腺泡生长发育的刺激作用，主要是通过刺激垂体合成和释放催乳素，或抑制下丘脑催乳抑制素的分泌，间接增加催乳素来实现的。大量雌激素抑制泌乳，此时催乳素并没有减少，只是在乳腺水平干扰催乳素对乳腺的泌乳作用。

（3）对代谢的影响　雌激素有轻度的水钠潴留作用，由于血浆中的肾素-血管紧张素系统被激活和醛固酮水平升高，有引起血压升高的可能。大剂量时可以引起血液中甘油三酯（TG）升高，总胆固醇（TC）降低。有意义的是升高高密度脂蛋白（HDL），降低低密度脂蛋白（LDL），使 HDL/LDL 比值升高，这是绝经后妇女用雌激素进行替代治疗，防止心血管疾病，尤其是心肌梗死的药理基础。除此之外，雌激素还可使胆汁胆固醇含量增加，胆酸减少，这是接受雌激素治疗妇女胆结石增加的原因。早期对口服避孕药的研究表明，大剂量雌激素可能损害糖耐量，使糖耐量降低。研究已经表明骨组织有雌激素受体的表达，雌激素能使破骨细胞数量减少，活性降低，也能兴奋成骨细胞并增加其数量，故而雌激素可以增加钙盐在骨骼的沉积，促进成骨。这是绝经妇女为什么骨质疏松发生会增加的原因，也是雌激素为什么可以预防骨质疏松发生的基础。此外，雌激素还可以通过提高肾脏内羟化酶的活性而使维生素 D 转化为 $1,25$-二羟维生素 D_3，从而尿钙排出减少。

3. 注意事项

雌激素禁用于有乳腺或者生殖道恶性肿瘤或有此类恶性肿瘤家族史（除非肿瘤是本类药物的适应证）的患者。禁用于有血栓栓塞疾病史、严重心血管疾病、血栓性静脉炎、诊断未明的阴道出血、妊娠疱疹、内膜异位症及肝功能损害的患者。对有哮喘、癫痫、偏头痛、心肾疾病、高血压病、糖尿病、高钙血症、系统性红斑狼疮等的患者应该谨慎使用本类药物，以免使原有疾病加重。

4. 用途

雌激素在临床上主要用于避孕和绝经妇女的替代治疗，但用于雌激素替代治疗的雌激素用量低于避孕的用量。

（1）激素替代治疗　雌激素用于自然绝经或卵巢切除者的激素替代治疗，可减少骨质丢失，治疗和预防骨质疏松，改善血管舒缩反应，减轻出汗和潮红，治疗和防止老年性阴道炎，以及减轻或者消除各种其他更年期症状。

（2）避孕　雌激素作为复合避孕药的组分，或者单独大剂量用于避孕。

（3）卵巢功能不全和闭经　由于卵巢功能低下（包括原发和继发）行雌激素替代治疗，可促进第二性征和外生殖器的发育。与孕激素合并使用，模拟自然月经周期激素变化，用于人工月经周期，可调整月经周期。

（4）排卵障碍相关异常子宫出血　在某些内源性雌激素低下的患者，子宫内膜修复不良常常引起不规则出血，补充雌激素可促进子宫内膜的生长，修复创面而达到止血的目的。

雌二醇（estradiol）

【作用及用途】雌二醇是天然雌激素，主要由成熟卵泡分泌。雌二醇能促进和调节女性性器官及第二性征的发育。本品可从胃肠道和皮肤吸收，但是易被破坏，微粒化制剂可口服吸收。主要用于排卵障碍相关异常子宫出血、原发性闭经、继发性闭经、围绝经期综合征及前列腺癌等。

【用法和用量】

（1）排卵障碍相关异常子宫出血　每日 4～6mg，待出血停止逐渐减量至每日 1mg，共用 21 天，第 14 天开始加黄体酮 10～20mg/d，肌内注射。

（2）人工月经周期　月经周期第 5 天开始使用，1～2mg/d，连续服用 21～28 天，周期的最后 10～12 天加用孕激素，撤退性出血的第 5 天开始重复给药。

（3）雌、孕激素序贯疗法　适合于绝经过渡期和绝经早期的妇女，于月经周期第 5 天起，1mg/d，连续服用 21～28 天。有子宫的患者，周期的后 12～14 天加用孕激素，撤退性出血的第 5 天开始重复给药。

雌、孕激素连续联合法：适合于绝经晚期妇女，1mg/d 加孕激素，如微粒化黄体酮 100mg/d 或地屈孕酮 5mg/d，连续服用。

外用：适用于绝经期妇女，对肝功能影响小，有子宫的妇女需周期性加用孕激素，透皮贴片轮流贴于腰围以下不同部位皮肤，凝胶剂外涂于双臂、前臂和肩部，每日 1.25～2.5g。

（4）宫腔粘连　宫腔镜手术分离宫腔粘连或置入宫内节育器后，以 2～8mg/d 连续服用 1 个月左右，再加用孕激素。

【不良反应及禁忌】恶心、呕吐、乳房胀痛、子宫内膜过度增生等。肝、肾功能不全禁用。凝胶剂不可口服，禁用于乳房、外阴和阴道黏膜。

雌三醇（estriol）

【作用及用途】雌三醇是雌二醇体内的代谢物，主要存在于尿中。该天然雌激素活性较弱，但是可选择性作用于子宫颈、阴道，而对子宫体和子宫内膜几乎没有作用。主要用于绝经期泌尿生殖综合征。

炔雌醇（ethinyl estradiol）

【作用及用途】为合成雌激素，是口服雌激素中效能最强者，其活性是雌二醇的 10～20 倍。本品口服吸收好，作用较持久。主要是复合避孕药制剂的雌激素成分。

【用法和用量】用于短效口服避孕药中，剂量为 20～35μg/d。其他用途少见。

【不良反应及禁忌】可发生恶心、呕吐、头痛、乳房胀痛等。

【规格】片剂：20～35μg/片。

苯甲酸雌二醇 (estradiol benzoate)

【作用及用途】本品为合成雌激素，作用与雌二醇相同，但是肌内注射后吸收较慢，作用可维持2～5天。目前少用。

结合雌激素片 (conjugated estrogen tablet)

【作用及用途】①减轻围绝经期症状，卵巢切除后的"手术绝经"症状。②预防骨质疏松。③用于雌激素缺乏或者排卵障碍相关异常子宫出血、萎缩性阴道炎、外阴干燥、晚期雌激素依赖性前列腺癌、晚期乳腺癌等。

【用法和用量】

(1) 围绝经期综合征、骨质疏松　0.3～0.625mg/d，周期性给药；有子宫的患者，在用药的第14天加用孕激素，如甲羟孕酮6～10mg/d，连服12天，停药2～3天后有撤退性出血。

(2) 排卵障碍相关异常子宫出血　片剂每次1.25～2.5mg，每8h给药1次，以后每3天减量至维持量，每日0.625～1.25mg，停药前加用甲羟孕酮10mg/d，连续服用5～10天，停药3～5天后有撤退性出血。

(3) 老年性阴道炎　0.3～1.25mg/d，周期性给药。

(4) 女性性腺功能减退　2.5～7.5mg/d。卵巢切除和原发性卵巢功能不足，1.25mg/d。

软膏为阴道内给药，每日0.5～2g。

【不良反应及禁忌】可有恶心、呕吐、头痛、月经改变、性欲改变、水肿、乳房胀痛、子宫良性肿瘤增大。长期服用可增加子宫内膜癌的发生率，可增加血栓形成危险。严重肝病者和孕妇禁用。

【规格】片剂：0.3mg/片，0.625mg/片；软膏：14g/支。

戊酸雌二醇（estradiol valerate）

【作用及用途】临床用于卵巢功能不全、排卵障碍相关异常子宫出血、闭经、围绝经期综合征、回乳等。与己酸孕酮或庚炔诺酮组成复方，能抑制排卵，作为每月1次的长效避孕针。

【用法和用量】

（1）补充雌激素不足　围绝经期综合征、绝经后骨质疏松症：1～2mg/d，每月给药21～28天，有子宫的患者在周期后10～14天加用甲羟孕酮6～10mg/d，或地屈孕酮10～20mg/d，或黄体酮胶囊200～300mg/d。

（2）排卵障碍相关异常子宫出血　每次口服2～6mg，每6～8h 1次，血止3天后开始减量，每次减量不超过原剂量的1/3，维持量为2mg/d。

（3）人工周期　月经周期第5天开始使用，1～2mg/d，连续服用21天，周期后10～12天加用孕激素，如甲羟孕酮6～10mg/d、地屈孕酮10～20mg/d、黄体酮胶囊200～300mg/d，撤退性出血的第5天开始重复给药。

（4）回乳　3mg，每日3次，服用5～7天。

（5）促进子宫发育　4～6mg/d，连服 21 天，在周期的最后 10 天加用孕激素，如甲羟孕酮 10mg/d，子宫体积正常后给予促排卵治疗。

【不良反应及禁忌】可有头痛、乳房胀痛、不规则阴道出血等发生。口服可能有消化道反应，减少用量或改为注射用药可减轻或避免。有肝肾疾病、乳腺癌、卵巢癌者禁用。有子宫出血倾向和子宫内膜炎者慎用。孕妇及哺乳妇女禁用。雌激素依赖性疾病禁用。

【规格】片剂：1mg/片和 2mg/片。

普罗雌烯 （promestriene）

【作用及用途】为雌二醇衍生物，具雌激素特性。局部用于外阴阴道疾病，如老年性阴道炎、外阴萎缩、阴道口萎缩，还可以用于脂溢性皮炎。

【用法和用量】栓剂：每日 1 个，连用 20 天。乳剂：每日涂搽局部 1～2 次。

【禁忌】雌激素依赖性疾病禁用。

【规格】栓剂：10mg/个；乳剂：1%。

替勃龙 （tibolone）

【作用及用途】本品是人工合成的具有组织特异性的类固醇类化合物，对于不同组织分别具有雌激素、孕激素、雄激素三种激素样活性。对绝经期妇女能抑制促性腺激素分泌，对生育期妇女能抑制排卵，改善阴道黏膜萎缩引起的泌尿生殖道症状，能抑制绝经期妇女的骨丢失。对围绝经期症状，特别是血管舒缩症状有明显缓解，对性欲和情绪也有良好作用。

【用法和用量】

（1）自然绝经或手术绝经后的围绝经期的各种症状　口服 1.25～2.5mg/d，最好在每天同一个时间服用，连续服用，症状改善后可改为 1.25mg/d。

（2）预防和治疗绝经后骨质疏松症　口服 1.25～2.5mg/d，连续服用 3～6 个月。

（3）治疗子宫内膜异位症　反向添加治疗的药物之一，可于 GnRH-a 治疗开始的第 1 个月或第 3 个月开始，1.25～2.5mg/d，口服。

【不良反应及禁忌】本品耐受性好，不良反应发生率极低，偶有眩晕、头痛、四肢疼痛、水肿、面部毛发增多、阴道出血、肠胃不适、皮脂分泌过多等。孕妇禁用。雌激素依赖性疾病禁用。有血栓性心血管疾病或病史者禁用。建议绝经前期或绝经未满 1 年的妇女不宜服用本品。本品可能降低糖耐量，糖尿病患者需慎用。

【规格】片剂：2.5mg/片。

二、雌激素受体调节剂类药

在研究非甾体雌激素类的化学结构和作用关系时发现三苯乙烯类中有些化合物有抗雌激素作用，其中有已经用于临床的氯米芬、他莫昔芬、雷洛昔芬和萘福昔定等。他莫昔芬和萘福昔定主要用于乳腺癌的治疗，氯米芬主要用于女性不育症的治疗，雷洛昔芬多用于骨质疏松症的治疗。

他莫昔芬（tamoxifen）

【作用及用途】他莫昔芬有较强的抗雌激素作用和

较弱的雌激素活性，能显著拮抗雌二醇使幼大鼠子宫增大，且该作用与剂量有关。他莫昔芬能明显抑制乳腺癌生长。体外试验培养人乳腺癌 MEF-7 细胞株，他莫昔芬能明显抑制该细胞生长，且使 DNA 聚合酶活性下降。其口服易吸收，为乳腺癌的一线用药。

三、孕激素类药

1. 概述

孕激素类药包括天然孕激素和合成孕激素类化合物。天然孕激素包括黄体酮、微粒化黄体酮等。合成孕激素是孕酮、17α-羟孕酮和 19-去甲睾酮等的衍生物，包括最接近天然孕酮的地屈孕酮（dydrogesterone，达芙通）、较接近天然孕酮的醋酸甲羟孕酮（medroxypro-gesterone acetate，MPA，安宫黄体酮）、醋酸甲地孕酮（megestrol acetate，妇宁片）、醋酸环丙孕酮（cyproterone acetate，CPA）等。衍生于 19-去甲睾酮类的孕激素有程度不等的雄激素活性，现常用的有炔诺酮（norethisterone），左炔诺孕酮（levonorgestrel，LNG）是最高效的孕激素。近年来较成熟的新孕激素如 LNG 的衍生物去氧孕烯、孕二烯酮和诺孕酯，被称为第三代孕激素，已在临床应用，主要用于口服避孕药中。近 10 年又有新的孕激素不断被研发并应用，如屈螺酮（drospirenone），屈螺酮是螺内酯的衍生物，具有抗盐皮质激素的作用，患者应用后可减轻水钠潴留，并可轻度降低血压。目前国内没有该药的单方制剂。

2. 生理作用和药理作用

孕酮主要由月经周期后半期的卵泡黄体的黄体细胞合成和分泌，排卵前的卵泡颗粒细胞也可以合成和分泌少量。受精卵着床之后，胚泡分泌 hCG 进入母体，维持黄体分泌孕酮的功能。自妊娠第 2 个月或第 3 个月始，胎盘替代黄体分泌大量孕酮，直至分娩。

（1）对生殖系统的作用　在月经后半期，孕激素抑制雌激素对子宫内膜的增生作用，使子宫内膜由增殖期转化为分泌期，为受精卵着床准备并利于胚胎的进一步发育。月经周期结束前孕酮释放突然下降，或者停止外源性补充时，一般在 2～3 天内发生撤退性出血，伴随坏死子宫内膜的脱落。对于过度增生和内膜癌的子宫内膜则促使其萎缩退化。此外，孕激素还能促使子宫肌肉松弛，降低对缩宫素的反应性，有利于安胎。孕激素能抑制宫颈上皮的分泌活动，产生少量黏液，不利于精子的穿行。

（2）对神经内分泌的作用　表现在月经周期黄体期，黄体细胞产生的孕酮能降低下丘脑的脉冲产生频率，增加 LH 的脉冲幅度。大剂量孕激素能抑制垂体促性腺激素的分泌，从而抑制排卵。

（3）对乳腺的作用　表现在妊娠期和月经周期的后半期，孕酮和雌激素协同作用，引起乳腺导管增生、腺泡发育。至妊娠末期乳腺腺管充满分泌物，腺体血管显著增多，为胎儿出生后泌乳准备。

（4）对代谢的影响　孕酮本身增加基础胰岛素的水平，但是通常不引起糖耐量改变。但是长期给予孕激素治疗可引起糖耐量下降。孕酮刺激脂蛋白脂酶活性，使脂肪沉积增加。据报道，孕酮和17-羟孕酮类化合物会轻度至中度增高 LDL 水平，但是对 HDL 无明显影响。相反，19-去甲睾酮类化合物对血液脂质有明显负面作用，可能与其雄激素活性有关。已经得到人们关注的是，雌、孕激素合并使用，孕激素可减轻雌激素对血脂的影响。

（5）对中枢神经系统的作用　自月经中期排卵起，可使体温轻度升高，直至下次月经来潮，这就是所谓的双相型体温。

3. 不良反应

孕激素类药不良反应有些与其雄激素活性有关。其常见的不良反应有：胃肠道不适、食欲改变、体重改变、水钠潴留、黄褐斑、乳房胀大、头痛、经前紧张征样症状、月经周期改变或者不规则出血。偶有过敏发生和肝功能不良。

4. 注意事项

慎用于伴有心血管疾病、肾脏损害、糖尿病、哮喘、癫痫、偏头痛、水钠潴留等，以及有精神抑郁病史患者。对于诊断不明的阴道出血患者以及肝脏严重受损者禁用。对于早孕目前多不主张使用，但是对于孕酮缺乏者，仅采用孕酮类孕激素，并需要严密观察妊娠，以免死胎的自发排出受阻碍。

5. 用途

单独使用或与雌激素合并使用。

（1）与雌激素合并使用作为避孕药

（2）与雌激素合并使用用于激素补充治疗

（3）用于排卵障碍相关异常子宫出血　黄体功能不足使子宫内膜不规则成熟和脱落引起淋漓不净的阴道出血，可在月经前给予孕激素治疗，使增生内膜进一步发育成熟并同步化，停药 3～7 天内膜比较完整地脱落，发生撤退性出血。为防止复发需要进行雌激素-孕激素序贯疗法，连用 2～3 个疗程。

（4）用于原发性痛经　采用雌激素-孕激素复合型避孕抑制排卵，可减轻痛经。

（5）用于先兆流产和习惯性流产　由于黄体功能不全所致者。

（6）用于子宫内膜异位症　其作用机制是通过抑制下丘脑及垂体促性腺激素的分泌，而抑制排卵。

（7）用于子宫内膜癌　对晚期或复发癌患者、不能手术切除或年轻、早期、要求保留生育功能者，可考虑孕激素治疗。

黄体酮 （progesterone）

【作用、用途和用法】黄体酮是天然孕激素，为目前临床常用的孕激素。

（1）习惯性流产和先兆流产　证实为孕酮不足所致，肌内注射 10～20mg/次，每日 1 次或隔天 1 次；或口服 100～200mg/次，每日 2 次或 3 次，直到妊娠 4 个月。

（2）排卵障碍相关异常子宫出血　对于出血量少、持续时间长的患者，肌内注射，每日 10mg，连用 5 天；

或每日 20mg，连用 3～5 天。用药后阴道出血会减少或停止，停药后 3～7 天出现撤退性阴道出血。

（3）闭经的辅助诊断　肌内注射，每日 5～10mg，连用 5～10 天；或每日 20mg，连用 3～4 天。

（4）经前紧张征　预计月经前 12～14 天，口服 100～200mg/d，连续 10 天。

（5）绝经后激素补充治疗　以对抗雌激素对子宫内膜的作用，口服微粒化黄体酮 100～300mg/d，或者按周期给药 10～14 天。

【不良反应】不良反应较少，偶有头晕、头痛、恶心及乳房胀痛等不适。

【规格】注射液：10mg/mL，20mg/mL；胶囊剂（微粒化）50～100mg/粒。

醋酸甲羟孕酮（medroxyprogesterone acetate）

【作用、用途和用法】醋酸甲羟孕酮又名安宫黄体酮、甲孕酮。醋酸甲羟孕酮为 17α-羟孕酮类衍生物。作用与黄体酮相似，有选择性孕激素活性而无雄激素活性。

（1）排卵障碍相关异常子宫出血　出血量少时口服 10～12mg/d，连服 5～10 天，停药 3～7 天后会出现撤退性出血。中等量出血时，每次口服 10～12mg，每日 2 次；大量出血时，每次口服 10～12mg，每 6～8h 1 次，出血停止 3 天后开始减量，维持量为 10～12mg/d。止血后可以调整周期，2.5～10mg/d，用 5～10 天，自月经周期第 16～21 天起，酌情应用 3～6 个周期。

（2）继发性闭经　用量同上，但是是从月经的任意一天开始。如闭经女子子宫内膜受过雌激素作用，使用孕激素会出现撤退性出血。

（3）轻中度子宫内膜异位症　10mg/次，每日 3 次，或肌内注射，每周 50mg，连续给药 3～6 个月。

（4）避孕　肌内注射长效醋酸甲羟孕酮作为长效避孕针，150mg/次，每 3 个月注射 1 次。

（5）某些激素依赖性恶性肿瘤　乳腺癌，口服，0.4～1.5g/d；或肌内注射，每次 0.5g，每周 2 次等。对于子宫内膜癌和肾癌，口服，100～500mg/d；或肌内注射，每周 0.4～1g。

（6）子宫内膜增生症　单纯性：诊断性刮宫术后或月经的第 15 天开始，每日口服 10mg，每周期服用 10～14 天，连用 3～6 个周期。复杂性：月经的第 5 天开始，每日口服 10～30mg，连续服用 22 天为 1 个周期，共使用 3～6 个周期。

（7）绝经后激素补充治疗　以对抗雌激素对子宫内膜的作用，4～6mg/d，或者按周期给药 10～14 天。

【不良反应及禁忌】部分妇女出现不规则出血等。发生出血，可加服雌激素止血。肝病、肾炎患者慎用。

【规　格】片剂：2mg/片，4mg/片，10mg/片，100mg/片，250mg/片；注射液：100mg/支，150mg/支，500mg/支。

炔诺酮（norethisterone）

【作用、用途和用法】为强效合成孕激素，除具有孕激素活性，还有弱雌激素和雄激素活性。

（1）避孕 作为复合型口服避孕药的组分。

（2）排卵障碍相关异常子宫出血 少量出血时口服炔诺酮片 5mg/d；中等量出血时口服每次 5～10mg，每日 2 次，连服 5～10 天，停药 3～7 天后会出现撤退性出血；大量出血时，首剂量 5～10mg，每 6～8h 1 次，出血停止 3 天后每隔 3 天递减 1/3 量，直至维持量为 2.5～5mg/d，持续用至血止后 21 天停药，停药后 3～7 天发生撤退性出血。

【不良反应及禁忌】可有恶心、呕吐、厌食、头晕、困倦、突破性出血、泌乳量减少。偶见下腹痛、面部水肿、胸闷、失眠、食欲亢进。长期大剂量服用可出现皮脂增多、痤疮等。哺乳期妇女，肝肾疾病、子宫及乳房肿瘤者禁用。

【规格】片剂：0.625mg/片，2.5mg/片，5mg/片。

地屈孕酮 （dydrogesterone）

【作用及用途】商品名达芙通。地屈孕酮可用于治疗内源性孕酮不足引起的疾病，如痛经、子宫内膜异位症、继发性闭经、月经周期不规则、排卵障碍相关异常子宫出血、经前期综合征、孕激素缺乏所致先兆流产或习惯性流产、黄体不足所致不孕症。

【用法和用量】

（1）痛经 从月经周期的第 5～25 天，每日 2 次，每次口服地屈孕酮 10mg。

（2）子宫内膜异位症 从月经周期的第 5～25 天，

每日 2～3 次，每次 10mg。

（3）排卵障碍相关异常子宫出血　止血时每次 10mg，每日 2 次，连续 5～7 天。预防出血时，从月经周期的第 11～25 天，每次 10mg，每日 2 次。

（4）闭经　从月经周期的第 1～25 天，每日服用雌二醇，每日 1 次。从月经周期的第 11～25 天，联合用地屈孕酮，每日 2 次，每次 10mg。

（5）经前期综合征　从月经周期的第 11～25 天，每日 2 次，每次 10mg。

（6）月经不规则　从月经周期的第 11～25 天，每日 2 次，每次 10mg。

（7）先兆流产　起始剂量为 1 次口服 40mg，随后每 8h 服 10mg，至症状消失。

（8）习惯性流产　每日口服 2 次，每次 10mg。

（9）内源性孕酮不足导致的不孕症　月经周期的第 14～25 天，每日口服地屈孕酮 10mg。治疗应至少持续 6 个连续的周期。

【不良反应】抑郁情绪、精神紧张、呕吐、性欲改变、乳房肿胀等。

【规格】片剂：10mg/片。

四、雄激素及同化激素类药

1. 概述

天然雄激素为睾酮及其有生物活性的代谢产物，如 5α-双氢睾酮、5β-双氢睾酮和雄烯二酮等，具有雄激素活性，并有一定的蛋白质同化作用。目前临床应用的雄激素主要是睾酮的衍生物，如甲睾酮（methyltestoster-one）、丙酸睾酮（testosterone propionate）和达那唑（danazol）等。睾酮经结构改造使一些睾酮衍生物的雄激素活性减弱，而蛋白质同化作用得以保留或加强，这类药物称为同化激素。目前临床应用的有苯丙酸诺龙（nandrolone phenpropionate）和美雄酮（metandien-one）等。

2. 生理作用和药理作用

雄激素在靶器官如前列腺、附睾、骨骼肌、肾脏等组织，均是先在 5α-还原酶作用下转化为 5α-双氢睾酮后发挥生理效用。睾酮在中枢神经系统中转化为 17β-雌二醇后影响中枢神经系统的性分化。

（1）对生殖系统作用　胎儿期，胎儿睾丸间质分泌雄激素是胎儿性器官和副性器官形成所必需的；青春期，睾丸间质合成和分泌的雄激素增加，促使了性器官和副性器官的发育，促使男子第二性征形成，包括阴毛长出、声音变粗、肌肉发达、性欲和性行为的产生。雄激素刺激睾丸生精功能为其最重要作用。在 LH、FSH 和雄激素三者的协同作用下精子得以产生，并继续促使精子在附睾内进一步功能成熟和维持其生育活力。

（2）同化作用　雄激素有明显促进蛋白质合成代谢的作用，使肌肉发达，体重增加，同时还可促进肾远曲小管对 Na^+、Cl^- 的重吸收而引起水肿。

（3）刺激骨髓造血功能　骨髓造血功能低下时，较大剂量的雄激素可以刺激骨髓造血功能，尤其是红细胞的生成。这一作用可能是间接通过刺激肾脏分泌促红细胞生成素而达到的。

（4）其他　雄激素还能促进免疫球蛋白的合成，增强免疫力和抗感染能力。雄激素还有类似糖皮质激素的抗炎作用。

3. 不良反应及禁忌

雄激素的不良反应主要有三种：雄性化、女性化和毒性反应。长期使用的女性，可出现粉刺、多毛、声音变粗等，并随着给药时间过长及给药量过大而成为不可逆改变。儿童使用可出现提前发育，骨骼提前闭合。妊娠妇女使用可使女性胎儿男性化。成年男子大剂量使用可导致精子减少甚至无精子症。阴茎异常勃起是过量使用的一个标志。在男性、儿童过量使用可出现乳房肿大的女性化表现，这是由于雄激素在性腺外转化为雌激素所致。过量使用亦可出现水钠潴留，体重增加，在有心力衰竭和肾功能不全的患者更为明显。本类药物慎用于心血管疾病、肝肾功能损害、癫痫、偏头痛、糖尿病以及其他水肿或水潴留患者。禁用于高钙血症或高尿钙症患者或有这样倾向的患者。男子乳腺癌、前列腺癌患者，哺乳期妇女和孕妇避免使用。谨慎用于儿童患者。本类药物避免与抗凝血药同时使用以免增加出血危险性。

4. 用途

（1）睾丸功能不足　临床上适用于无睾症及类无睾症，前者先天两侧睾丸缺失或者后天缺损，后者为睾丸功能不足。应用雄激素替代治疗，可以促进患者生长，促使阴茎及第二性征发育。如与促性腺激素同用治疗隐睾症，可以使睾丸下降。用药期间需要严密观察不良反应，及时调整用量和用药时间。

（2）排卵障碍相关异常子宫出血　主要通过对抗雌激素、抑制子宫内膜增生的作用，减少盆腔充血，使子宫肌纤维及子宫血管收缩，内膜萎缩，从而起到止血效果。

（3）子宫肌瘤　应用雄激素可对抗雌激素，使子宫内膜萎缩，直接作用于平滑肌，使其收缩而减少出血，在一定程度上可抑制肌瘤生长。

（4）血液病　雄激素可以改善骨髓造血功能，用于再生障碍性贫血等各种贫血。红细胞生成素可以替代其作用。

（5）虚弱性疾病　如各种慢性消耗性疾病（如恶病质患者）、大手术、放射治疗、严重感染等机体极度虚弱时，在其他治疗的同时给予蛋白同化激素制剂，可以使患者食欲增进，主观感觉改善，加速机体损伤的复原。

（6）晚期乳腺癌和卵巢癌　选用短效、较少雄性化不良反应的雄激素和蛋白同化激素制剂，可暂时减轻患者症状。

五、促性腺激素及影响排卵药物

促排卵药只应用于持续性无排卵或稀发排卵的不孕患者以及正常排卵妇女进行助孕技术刺激超排卵周期。在使用时应该明确输卵管情况并排除男方因素。不同的促排卵药物，可作用于下丘脑-垂体-卵巢轴的不同水平，通过不同的机制发挥作用。应用促排卵治疗时应该先明确不排卵的原因以及不孕的原因。对于原发性无月经、先天性无卵巢、绝经后和卵巢早衰的妇女，促排卵是无效的。

氯米芬 (clomiphene)

【作用及用途】为人工合成的非甾体激素，化学结构与己烯雌酚相似。氯米芬有较强的抗雌激素作用和较弱的雌激素活性，能与雌激素受体 α 和雌激素受体 β 结合，竞争性阻断雌二醇与雌激素受体结合，从而使靶细胞对雌激素不敏感，解除了雌激素对下丘脑的负反馈作用，使下丘脑 GnRH 分泌增加，刺激垂体分泌 FSH、LH，促使卵泡发育成熟，分泌雌激素增多至 LH 排卵前达高峰，随即出现 LH 高峰，卵泡破裂，排卵。氯米芬主要用于促排卵，其排卵成功需要一个完整的下丘脑-垂体-卵巢轴。

【用法和用量】常用起始剂量为每日 50mg，自月经周期的第 5 天开始，连续服用 5 天。闭经者任意一天开始服用。服药期间要坚持每天测量基础体温或 B 超监测卵泡发育，了解有无排卵。若排卵，连续使用 3 个周期，若无排卵，下一周期将每日剂量增至 100mg，连服 5 天，最大用量不可超过每日 150～200mg。如果用量达到 200mg，仍不出现排卵，或者黄体期缩短到 6～9 天（通过基础体温测试显示），可加用 hCG 10000U 以促排卵并维持黄体功能。氯米芬治疗期限一般不超过 6 个周期。

【不良反应】常见的不良反应有多胎妊娠、可逆性卵巢肿大和卵巢囊肿、血管舒缩症状、腹部和盆腔不适；其不良反应与剂量大有关。

【规格】片剂：50mg/片；胶囊：50mg/粒。

卵泡刺激素 (follicle stimulating hormone，FSH)

【作用、用途和用法】FSH 刺激卵泡生长和成熟，引起雌激素增加和子宫内膜增生。主要用于多囊卵巢综合征、LH/FSH 比值升高所致的闭经或无排卵性不孕、应用氯米芬诱导排卵无效者以及需要人工辅助受孕的患者。本品仅供肌内注射，注射液应在使用前用所附带的溶媒即刻配制，1mL 的溶媒最多可溶解 5 个安瓿的FSH。用个体化剂量的 FSH，一般是在周期第 2～3 天开始每日肌内注射 FSH 75～150IU，直至周期第 6～7 天测量血清雌二醇 (E_2) 水平和 B 超监测排卵。如 E_2 水平证实卵泡已有充分反应或 B 超已有卵泡发育大于10mm，则维持原剂量；如卵泡反应不充分则可增加剂量或放弃，一般治疗周期应持续 8～10 天。反复 B 超监测排卵及测量血清雌二醇 (E_2) 水平，直至优势卵泡达 18mm，子宫内膜厚度大于 8mm，可一次性注射绒促性素 5000～10000IU 诱发排卵，约 36h 后过性生活或行宫腔内人工授精。

【不良反应及禁忌】有发生卵巢过度刺激和多发排卵的危险，需要仔细监测，若发生副作用，如盆腔疼痛、腹部膨胀、卵巢增大，应停止治疗，且不能用绒促性素诱导排卵。偶见注射部位的局部反应、发热和关节痛。

【规格】注射用卵泡刺激素：每支 75IU。

醋酸亮丙瑞林 （leuprorelin acetate）

【作用、用途和用法】 黄体生成激素释放素
（LHRH）在体内能刺激垂体前叶合成和释放 FSH 和
LH。但是若重复给予大剂量的黄体生成释放激素或其
高活性衍生物醋酸亮丙瑞林，在首次给药后能立即产生
一过性的垂体-性腺系统兴奋作用（急性作用），然后抑
制垂体生成和释放促性腺激素。它还可以进一步抑制卵
巢和睾丸对促性腺激素的反应，从而降低雌二醇和睾酮
的生成（慢性作用）。醋酸亮丙瑞林又是一种缓释制剂，
它恒定地向血液中释放醋酸亮丙瑞林，故能有效地降低
卵巢和睾丸的反应，产生对垂体-性腺系统的抑制作用。
主要用于子宫内膜异位症；伴有月经过多、下腹痛、腰
痛及贫血等的子宫肌瘤；绝经前乳腺癌，且雌激素受体
阳性；前列腺癌；中枢性性早熟等。

（1）子宫内膜异位症　成人一般每 4 周 1 次，皮下
注射醋酸亮丙瑞林 3.75mg。当患者体重低于 50kg 时，
可以使用 1.88mg 的制剂，一般用药 3～6 个月。初次
给药应从月经周期的第 1～5 天开始。

（2）子宫肌瘤　通常，成人每 4 周 1 次，皮下注射
醋酸亮丙瑞林 1.88mg。但对于体重过重或子宫明显肿
大的患者，应注射 3.75mg。初次给药应从月经周期的
第 1～5 天开始。

（3）前列腺癌、绝经前乳腺癌　成人一般每 4 周 1

次，皮下注射醋酸亮丙瑞林 3.75mg。

（4）中枢性性早熟　一般每 4 周 1 次，起始剂量为 $50\sim80\mu g/kg$，维持剂量 $60\sim80\mu g/kg$，治疗至少 2 年，一般建议用至骨龄达 12 岁时停药。

（5）诱发成熟卵泡排卵　一般剂量为 0.1mg，皮下或肌内注射。

【不良反应】内分泌系统：发热，颜面潮红，出汗，性欲减退，勃起功能障碍，男子女性化乳房，睾丸萎缩，会阴不适等。肌肉骨骼系统：可见骨疼痛，肩腰四肢疼痛。泌尿系统：可见排尿障碍，血尿等。循环系统：可见心电图异常，心胸比例增大等。消化系统：恶心，呕吐，食欲缺乏等。过敏反应：可见皮疹、瘙痒，注射局部疼痛、硬结、发红等。其他：可见水肿，胸部压迫感，发冷，疲倦，体重增加，知觉异常，听力衰退，耳鸣，头部多毛，尿酸、尿素氮、乳酸脱氢酶、谷丙转氨酶、谷草转氨酶升高等。由于雌激素降低作用而出现更年期综合征样的精神抑郁状态。

【禁忌】对本制剂成分、合成的 LHRH 或 LHRH 衍生物有过敏史者；妊娠妇女或有可能妊娠的妇女，哺乳期妇女；有性质不明的、异常的阴道出血者（有可能为恶性疾病）。

【规格】微囊注射剂：3.75mg/支。

人绒毛膜促性腺激素 （human chorionic gonadotrophin, hCG）

【作用、用途和用法】又名人绒促性素。人绒促性素是胎盘滋养细胞分泌的一种促性腺激素，与 LH 作用相似，但促卵泡成熟的作用甚微。对女性能促进和维持黄体功能，使黄体合成孕激素，并可模拟生理性的 LH 的高峰而诱发排卵。对男性能使垂体功能不足者的睾丸产生雄激素，促使睾丸下降和男性第二性征的发育。

（1）女性无排卵性不孕或体外受精促排卵　于人绝经期促性腺激素（hMG）末次给药后 1 天或氯米芬末次给药后 5～7 天，肌内一次性注射 5000～10000IU，连续治疗 3～6 个周期，如无效则应停药。

（2）男性促性腺激素功能不足所致性腺功能低下　肌内注射 1000～4000IU，每周 2～3 次，持续数周至数月。为促发精子生成，治疗需持续 6 个月或更长，若精子数少于 500 万/mL，应合并应用尿促性素 12 个月左右。

（3）黄体功能不全　于经期第 15～17 天排卵之日起隔日注射 1 次 1500IU，连用 5 次，可根据患者的反应做调整。妊娠后，须维持原剂量直至 7～10 孕周。

（4）排卵障碍相关异常子宫出血　于基础体温上升后开始，隔日肌内注射 1000～3000IU，共 5 次，可促进黄体功能，延长黄体期。

（5）习惯性流产　肌内注射 3000IU，隔日 1 次，用药至妊娠 10 周或超过以往发生流产的周数。

（6）青春期前隐睾症　肌内注射 1000～5000IU，每周 2～3 次，出现良好效应后即停用。总注射次数不超过 10 次。

【不良反应】用于促排卵时，较多见者为诱发卵巢囊肿或轻到中度的卵巢肿大，伴轻度胃胀、胃痛、盆腔痛，一般可在 2～3 周内消退；少见者为严重的卵巢过度刺激综合征。较少见的不良反应有：乳房肿大、头痛、易激动、精神抑郁、易疲劳。偶有注射局部疼痛、过敏性皮疹。

【禁忌】疑有垂体增生或肿瘤、前列腺癌或其他与雄激素有关的肿瘤患者禁用。性早熟、诊断未明的阴道流血、子宫肌瘤、卵巢囊肿或卵巢肿大、血栓性静脉炎、对性腺刺激激素有过敏史患者均禁用。高血压患者、孕妇及哺乳期妇女慎用。

【规格】粉剂：1000IU/支，2000IU/支，5000IU/支。

米非司酮（mifepristone）

【作用、用途和用法】本品为炔诺酮衍生物，与孕酮受体有高度亲和力，但是无雌孕激素活性，从而发挥抗孕激素作用。本品还可增加子宫肌层对前列腺素的敏感性，同时还可软化和扩张宫颈。主要用于以下情况。

（1）药物流产　停经≤49 天的健康早孕妇女，口服米非司酮片 150mg，分 2～3 天服用，每次服药前应空腹或进食 2h 后服用，服药后应禁食 2h。服完米非司酮后，次日加用米索前列醇 600μg 口服或阴道后穹隆放置卡前列甲酯栓 1 枚（1mg）。卧床休息 12h，门诊观察 6h。注意用药后出血情况，观察有无妊娠产物排出和副作用。

（2）紧急避孕　无保护性生活 5 天内（越早越好）一次性口服 10～25mg。

（3）死胎引产　口服每次 200mg/次，每日 2 次。

【不良反应】部分早孕妇女服药后，有轻度恶心、呕吐、眩晕、乏力、下腹痛、肛门坠胀感和子宫出血。个别妇女可出现皮疹。使用前列腺素后可有腹痛，部分对象可发生呕吐、腹泻。少数有潮红和发麻现象。

【禁忌】对本品过敏者；心、肝、肾疾病患者及肾上腺皮质功能不全者；有使用前列腺素类药物禁忌者，如青光眼、哮喘及对前列腺素类药物过敏等；带宫内节育器妊娠和怀疑宫外孕者；年龄超过 35 岁的吸烟妇女；除非为终止妊娠，否则孕妇禁用。

【规格】片剂：10mg/片，25mg/片，200mg/片。

六、抗泌乳药

雌激素类药物如雌二醇、苯甲酸雌二醇、戊酸雌二醇、己烯雌酚等常用作回乳药，见前文介绍。大剂量维生素 B_6 口服及生麦芽煎服亦可以用于回乳。溴隐亭也可以用于回乳。

七、避孕药

使用避孕药是现在最有效的一种可逆避孕方式，避孕药主要有雌激素衍生物、孕酮衍生物、睾酮衍生物三类。

（一）短效避孕药

1. 作用机制

短效避孕药避孕效果肯定，其机制主要有：

（1）抑制排卵　药物抑制下丘脑释放 LHRH，使垂体分泌 FSH 和 LH 减少，影响垂体对 LHRH 的反应，不出现排卵的 LH 峰，从而不发生排卵。

（2）改变子宫内膜　避孕药里面的孕激素成分拮抗雌激素作用，使子宫内膜的增殖受到抑制，同时因为孕激素使腺体及间质提早发生分泌变化，不利于受精卵着床。

（3）改变宫颈黏液的性状　宫颈黏液受到避孕药中的孕激素的影响，其量减少且黏稠，拉丝度减小，不利于精子的通过。

（4）影响卵子在输卵管的运行　避孕药改变输卵管正常的分泌活动与蠕动，使孕卵在输卵管中运行加速或减慢，破坏孕卵和子宫内膜的同步发育，使孕卵不能着床。

2. 不良反应

（1）类早孕反应　食欲缺乏、恶心、呕吐、头晕等。常发生于开始服用的半个月之内，轻度不需要处理，经过一段时间会减轻或消失。

（2）月经影响　一般服药之后月经变规则，经期缩短，经量减少，痛经减轻或消失。若用药后出现闭经，提示避孕药对下丘脑-垂体抑制过度，应该停用，改用雌激素、孕激素替代治疗或加用促排卵药。仍无效则应进一步查找原因。

（3）突破性出血　为常见的不良反应，开始用药时发生率高，随着时间延长而逐渐减少。漏服发生率更高。目前认为发生于月经早中期，主要是因为雌激素量偏低所致，可加服单一雌激素或复方避孕药，若发生在月经后半期，表明孕激素量不够，可加服孕激素或短效避孕药，均至该服药周期结束。

（4）体重增加　可能是由于避孕药里面成分的弱雄激素的同化作用所致。

（5）色素沉着或黄褐斑　停药后也不一定恢复，现在认为可能是雌激素的过量刺激所致。

（6）其他　长期服用者，最好停药 6 个月后妊娠。短期服用者例外。

3. 禁忌证

严重心血管疾病；急、慢性肝炎或肾炎；血液病或血栓性疾病；内分泌疾病，如甲状腺功能亢进症、需要胰岛素控制的糖尿病；恶性肿瘤、乳房肿块、子宫肿块；哺乳期妇女；产后不足半年或月经未来潮；月经稀少或年龄＞45 岁；年龄超过 35 岁的长期吸烟妇女不适合长期服用，以免卵巢早衰；精神病生活不能自理者。

（二）长效避孕药

长效避孕药是由长效雌激素和人工合成孕激素配伍制成的，主要是利用长效雌激素吸收后储存在脂肪组织缓慢释放起到长效避孕作用。而其中的孕激素促使子宫内膜转化为分泌反应，作用消退时引起撤退性出血。服用 1 次可避孕 1 个月，有效率为 96％左右。

1. 不良反应

类似短效避孕药，处理也与短效避孕药相同。但长效避孕药在体内有较多蓄积，有雌激素引起的各种潜在危险性，趋于被淘汰。

2. 用法

通常每月服用 1 次。

3. 种类

（1）复方长效避孕片　每片内含炔诺孕酮 10mg 和炔雌醚 2mg。用法：月经第 5 天口服 1 片，第 25 天服第 2 片，以后每隔 28 天服 1 片。为保证避孕效果，服药开始 3 个月，每次服药时须加服炔雌醚 0.3mg。

（2）复方炔雌醚长效避孕片　每片内含炔雌醚 3.3mg 和氯地孕酮 15mg。服法同上。

（三）探亲避孕药

适用于两地分居夫妇使用，可在月经周期任何一天开始使用，每日 1 次，直到探亲结束。常见的不良反应有类早孕反应和月经的改变。常用制剂种类有：①炔诺酮探亲片，每片含炔诺酮 5mg；②甲地孕酮探亲片，每片含甲地孕酮 2mg；③53 号探亲片，每片含双炔失碳酯 7.5mg。

（四）紧急避孕药

主要用于无保护性生活之后，为避免非意愿性妊娠的发生，一般要求在性生活之后 72h 服用。但是近年来研究表明使用米非司酮可以延迟到 120h 之内，服用越早，成功率越高。目前主要有雌激素制剂、复合型事后避孕药、孕激素制剂三类以及米非司酮。不良反应主要是类早孕反应和对月经的影响。常用的紧急避孕药有：左炔诺孕酮（毓婷），用法：性生活后 72h 内服用 1 片（0.75mg），12h 后再服用 1 片（总量为 1.5mg）。米非司酮，在无保护性生活 120h 之内服用 1 片，每片 10mg 或 25mg。

八、雌激素复合制剂

雌二醇/屈螺酮片

每片含雌二醇 1mg，屈螺酮 2mg。

【作用、用法和用量】适用于年龄较大或不愿意有月经样出血的绝经后妇女激素补充治疗。对于尚未使用雌激素或替换其他连续联合激素治疗制剂的妇女可在任何时候开始使用本药；对于应用连续序贯或周期性激素治疗制剂的妇女，应在完成当前治疗周期后开始使用本药。用法：每日 1 片，最好在每日同一时间服药。如果发生 1 片药漏服的情况，应尽快服用。如果漏服时间超过 24h，不需额外补服。如果漏服数片药物，可能发生出血。

【不良反应】乳房疼痛、阴道不规则出血等。

戊酸雌二醇/醋酸环丙孕酮片

11 片白色糖衣片，每片含戊酸雌二醇 2mg；10 片浅红色糖衣片，每片含戊酸雌二醇 2mg 及醋酸环丙孕酮 1mg。

【作用、用法和用量】本品适用于年龄较小、绝经早期或愿意有月经样定期出血的妇女。用于缓解和治疗绝经相关症状：潮热、出汗、外阴阴道萎缩、性交困难、尿失禁以及睡眠障碍等。也可有效预防原发性或继发性雌激素缺乏所造成的骨质丢失。用法：口服给药，每日 1 片，无间断服用 21 天（11 片白片和 10 片浅红色片），停药 7 天。治疗可以从任何一天开始，当从其他的序贯激素补充治疗转换到本药时，建议在出血后开始服药，即一个新的序贯激素补充治疗从这一天开始。如果漏服，应在 24h 内补服，以免发生撤退性出血。如果出现间断性出血，应继续服药以免出现更严重的出血。应该定期（每 6 个月）进行利弊权衡、评估，以便在需要时调整或停止给药。

【不良反应】不规则阴道出血、乳房胀痛等雌激素制剂的副作用。心血管意外和栓塞，胆汁淤积性黄疸等罕见。

雌二醇/地屈孕酮片

14 片白色薄膜衣片，每片含雌二醇 1mg；14 片灰色薄膜衣片，每片含雌二醇 1mg 和地屈孕酮 10mg。

【适应证】用于自然或术后绝经所致的围绝经期综合征。

【用法和用量】每日口服 1 片，每 28 天为一个疗程。前 14 天每日口服 1 片白色片（内含雌二醇 1mg），后 14 天每日口服 1 片灰色片（内含雌二醇 1mg 和地屈孕酮 10mg）。一个疗程 28 天结束后，应于第 29 天起继续开始下一个疗程。患者应按照包装上标明的次序每日口服 1 片。应不间断持续服药。

【不良反应】常见乳房疼痛/胀痛、突破性出血和点滴样出血、盆腔疼痛。偶见阴道念珠菌病，偶见子宫平滑肌瘤增大。